Mein gesunder Lebensstil

Ernährungs- und Lifestyletagebuch

Christina Samorey

Impressum

Auflage 1

Autor: Christina Samorey, Mauermattenstraße 26, 79183 Waldkirch
t.samorey@fitness-park-waldkirch.de
www.christinasamorey.de
Bilder: Canva
Gestaltung: David Karl
Cover: Christina Samorey
Lektorat, Korrektorat: Lektorat Knöspel

Haftungsausschluss

Die Ratschläge in diesem Buch sind vom Autor sorgfältig erwogen und geprüft worden. Sie bieten jedoch keinen Ersatz für kompetenten medizinischen Rat. Alle Angaben in diesem Buch erfolgen daher ohne jegliche Gewährleistung oder Garantie seitens des Autors. Eine Haftung des Autors für Personen-, Sach- und Vermögensschäden ist ebenfalls ausgeschlossen. Es wird ausdrücklich darauf hingewiesen, dass im Text enthaltene externe Links vom Herausgeber nur bis zum Zeitpunkt der Buchveröffentlichung eingesehen werden konnten. Auf spätere Veränderungen hat der Herausgeber keinerlei Einfluss. Eine Haftung des Herausgebers ist daher ausgeschlossen.

Inhaltsverzeichnis

Kapitel 1
Einführung

Ein Wort zuvor

„Gesundheit ist nicht alles, aber ohne Gesundheit ist alles nichts."

-Arthur Schopenhauer-

Herzlichen Glückwunsch zu deinem ersten Schritt in Richtung gesundes Leben. Dieser Ratgeber ist anders, er kann dein Leben verändern. Du hältst hier ein wertvolles Tool zur Optimierung deines Lebensstils in der Hand.

Das von dir gekaufte Buch wurde so konzipiert, dass du sofort vom Lesen zum Tun kommst. Das heißt, dass du nicht nur darüber liest, dein Leben gesünder, leichter und glücklicher zu gestalten.

Nein, es nimmt dich an die Hand und bringt dich mithilfe der integrierten Lifestyle-Challenge sofort zur Umsetzung. Und das so lange, bis dein neuer, gesunder Lebensstil verankert ist. Die meisten Menschen lesen ein Buch, sind motiviert, legen es danach weg und gehen zu ihren alten Gewohnheiten über.

Das Gelesene gerät in Vergessenheit und scheitert an der Umsetzung. Deshalb ist die Kombination aus diesem Ratgeber über einen gesunden Lebensstil mit der integrierten Lifestyle-Challenge ein sehr machtvolles Instrument, um dauerhaft schlechte Gewohnheiten abzustreifen und gesünder zu leben. Es wird in den nächsten Tagen und Wochen dein treuer Begleiter und persönlicher Coach auf deiner Reise zu deinem neuen ICH.

Warum gibt es dieses Buch?

Durch meinen beruflichen Alltag als Ernährungs- und Gesundheitsberaterin kenne ich die Probleme, die Menschen beim Abnehmen und Älterwerden haben, nur zu gut.

Ich weiß, dass es sehr anstrengend sein kann, sich im Dschungel der zahllosen, widersprüchlichen und sich permanent ändernden Gesundheits- und Ernährungslehren durchzukämpfen, ohne die Orientierung zu verlieren. Das hier soll auf keinen Fall ein weiterer Diätratgeber werden, sondern vielmehr dein Guide auf deiner persönlichen Reise zu einem Leben voller Gesundheit, Schönheit, Energie und Lebenslust.

Du wirst hier die Basics erfahren, die deine Lebensqualität enorm steigern werden. Gemeinsam durchleuchten wir alle Lebensbereiche und die dazugehörigen Gewohnheiten. Du hast die Wahl, ob du bis ins hohe Alter gesund und fit sein möchtest oder dein Rentenalter lieber beim Arzt oder im Altersheim verbringst.

Du spürst selbst, wann die ersten "Wehwehchen" beginnen und die Zeit reif für Veränderung ist. Spätestens jetzt machst du dir Gedanken um einen besseren Lebensstil. Nur wo und wie sollst du damit anfangen?

Während meiner Schulzeit hat einer meiner Lieblingslehrer immer zu uns gesagt: "Ihr dürft nur den roten Faden nicht verlieren." Nun, mit diesem Ratgeber möchte ich dir deinen roten Faden an die Hand geben, damit du dir auf eine schnelle und einfache Weise einen gesunden, nachhaltigen Lebensstil aneignen kannst.

Ich habe alle Informationen für dich in sieben Schritte unterteilt. Bitte lies dir zuerst alle Schritte durch. Anschließend startest du deine 21-Tage-Lifestyle-Challenge und beginnst sofort mit der Umsetzung und Optimierung deines Lebensstils.

Ich freue mich, dass ich dich auf deiner Reise zu deinem neuen ICH ein Stück begleiten darf.

Kommt dir das bekannt vor?

Auf einmal sind Dauerstress, Müdigkeit und Lustlosigkeit an der Tagesordnung. Mittags fällst du ins 11-Uhr-Loch und Sport ist sowieso viel zu anstrengend. Deine Lieblingsjeans passt schon lange nicht mehr und dein Spiegelbild hat auch schon mal besser ausgesehen? Du hast schon zahlreiche Diäten hinter dir, aber der Jo-Jo-Effekt lässt jedes Mal grüßen? Oder kämpfst du etwa schon mit den ersten gesundheitlichen Problemen?

Dann ist es Zeit für Veränderung!

Das Problem

Zivilisation und ein ungesunder Lebensstil

Der menschliche Körper ist eigentlich dazu geschaffen, 120 Jahre und älter zu werden. Er ist ursprünglich dazu fähig, sich selbst zu regenerieren und zu erneuern, doch leider hat die zunehmende Zivilisation eine sehr ungesunde Lebensweise mit sich gebracht.

Durch schlechte Ernährungs- und Lebensgewohnheiten ist der Organismus permanent mit Säuren und Giften konfrontiert. Zudem fehlen ihm Mineralien und Spurenelemente, die diese Gifte neutralisieren, da diese in den verarbeiteten Nahrungsmitteln kaum noch vorhanden sind.

Stattdessen nehmen wir Unmengen leerer Kalorien und viel zu viel Zucker zu uns, was wiederum zu Übergewicht führt. Hinzu kommen oxidativer Stress durch freie Radikale, ein Nachlassen der Verdauungsleistung, eine überlastete Leber, Umweltverschmutzung und mangelnde Lebensfreude, um nur einiges zu nennen. All das belastet deinen Stoffwechsel.

Wenn du geboren wirst, kommst du mit einer 100-%igen Organfunktion zur Welt, jedoch gehen Jahr für Jahr schleichend ein paar Prozent verloren. Leider kümmern wir uns um unsere Gesundheit erst, wenn wir sie verloren haben. Diese permanente Verätzung und Übersäuerung führen zu zahlreichen Problemen wie Cellulite, Haarausfall, Akne, Neurodermitis und vieles mehr. Hinzu kommen im Laufe der Zeit meist zahlreiche Zivilisationskrankheiten wie Diabetes, Bluthochdruck oder Herz-Kreislauf- Erkrankungen.

Falls es dir genauso geht und du dich einfach nicht mehr wohlfühlst in deiner Haut, bist du hier genau richtig. Irgendwann kommt im Leben ein Punkt, an dem das Fass voll ist.

Bist du bereit, endlich etwas zu ändern und dir deinen „Glow“ zurück zu holen? Willst du durchstarten in dein neues Leben, voller Power, Energie und Lebensfreude? Dann lies unbedingt weiter...

Die Lösung

Nun die gute Nachricht. Du hältst die Lösung all deiner Probleme gerade in der Hand! Die Lösung ist die Optimierung deines Lebensstils.

Lass uns gemeinsam dein Leben Schritt für Schritt in allen Bereichen durchleuchten und optimieren. So wirst und bleibst du gesund, schlank, fit und vital bis ins hohe Alter.

„Eure Nahrung soll eure Medizin sein und eure Medizin soll eure Nahrung sein"

-Hippokrates-

Was bedeutet eigentlich Gesundheit?

Gesundheit ist die Balance aus Körper, Geist und Seele. Ein gesunder, schöner Körper bedeutet aber auch Säure-, Gift- und Schlackenfreiheit sämtlicher Zellen, Gewebe und Organe. Zudem sind gefüllte Vital- und Mineralstoffdepots eine Voraussetzung. Unter diesen Umständen ist dein Körper in der Lage, Schädliches abzuwehren und auszuscheiden sowie sich selbst zu regenerieren. Die Grundvoraussetzung für Schönheit und Gesundheit bis ins hohe Alter ist deshalb ein gesunder, nachhaltiger Lebensstil. Dieser eliminiert säurebildende Lebensgewohnheiten und optimiert eine gesundheitsbewusste Lebensführung.

Gesundheit ist ein natürlicher Zustand. Sobald du das weißt, erkennst du, dass Krankheit das Ergebnis einer Störung, eines nicht gesunden Verhaltens ist. Krankheit ist eine Botschaft deines Körpers, die du immer ernst nehmen solltest. Deshalb ist es wichtig, nicht nur die Krankheit oder das Symptom aufzulösen, sondern das unnatürliche Fehlverhalten, somit also die Ursache, die die Krankheit ausgelöst hat.

Die Grundvoraussetzung, damit dein Körper sich selbst heilen und regenerieren kann, ist die richtige Nahrung für seine Zellen. Zur Selbstheilung und Regeneration musst du ihm täglich alle Bausteine geben, die er braucht. Dein Auto fährt schließlich auch nur mit Benzin und nicht mit Wasser.

Wir Menschen sterben eigentlich an falscher, ungesunder Lebensführung. Das, was wir Altern nennen, ist zu einem großen Teil unnötig und reversibel. Wir befinden uns in der dritten Ära der Medizin, der Ära der Prophylaxe und Vorbeugung. Gesundheit ist die Prävention des 21. Jahrhunderts.

Also worauf wartest du noch?

Schnupper endlich hinein in dein neues Leben und du wirst selbst erleben wie deine Haut rosiger, dein Haar glänzender und dein Körper straffer wird. Wir bringen dich gemeinsam von innen und außen zum Leuchten.

Was du für dich tust

- Du beginnst mit dem ersten und wichtigsten Schritt in Richtung gesundes Leben
- Du machst einen Lifestyle Check und erfährst, welche negativen Verhaltensweisen und Essgewohnheiten dir täglich deine Energie rauben
- Du optimierst deinen Stoffwechsel und deinen Lebensstil
- Du lernst, welche Nahrung dein Körper und deine Zellen wirklich brauchen
- Du entrümpelst dein Leben und deinen Körper
- Du sagst deinem Blähbauch ade und tust etwas gegen die Gifte in deinem Körper
- Du lässt die Pfunde purzeln
- Du baust gesunde Bewegung in deinen Alltag ein
- Du steigerst deine Fitness und Vitalität durch sofort anwendbare Strategien
- Du stärkst dein Immunsystem
- Du lernst, die richtigen Atemtechniken und regelmäßige Entspannung in dein Leben zu integrieren
- Du tankst Gesundheit und Lebensfreude
- Du bekommst das richtige Mindset
- Du lernst die besten Anti-Aging- Strategien für jugendliches Aussehen und Vitalität bis ins hohe Alter
- Du wendest alle erlernten Strategien sofort an

Kapitel 2

Deine Schritte in Richtung gesundes Leben

Schritt 1: Dein Stoffwechsel

Entzünde deinen Stoffwechselturbo

Der Stoffwechsel ist der Motor deines Körpers. Er erhält und erneuert dein Leben. Alles, was du isst, wird verwertet und schließlich in den Zellen ab und zu neuen Stoffen aufgebaut. Er liefert deinem Organismus auf diese Weise Energie, Wärme und Wasser.

Zum Stoffwechsel gehört nicht nur die Verbrennung zur Energiegewinnung, sondern der gesamte Kreislauf der Stoffe: Aufnahme der Nahrung, Abbau zu Elementarbausteinen, Übergang ins Blut, Aufbau von lebenswichtigen Substanzen, Ausscheidung der nicht benötigten Stoffe über den Darm, die Nieren, die Lunge und die Haut.

Im Zentrum stehen deine Zellen. Diese bilden die verschiedenen Gewebe und Organe im Körper (z. B. Darm, Knochen, Nerven etc.). Deine Zellen müssen ernährt werden.

Dazu brauchen sie das richtige Material, damit sie Energie erzeugen können. Dieses Material wird im Magen-Darm-Trakt aus der Nahrung resorbiert.

Zudem brauchen sie Sauerstoff, der über die Lungen aufgenommen wird. Beides, Sauerstoff und Nährstoffe, werden über das Blut zu den Zellen transportiert und dort zur Energiegewinnung genutzt.

Das zentrale Stoffwechselorgan ist die Leber. Sie wird täglich von großen Mengen Blut durchströmt. Die Leber filtert dein Blut und hält Giftstoffe zurück. Anschließend geht die Reise des Blutes weiter zum Herz und allen anderen Organen.

Übersäuerung des Körpers legt den Stoffwechsel lahm

Neben erblich bedingten Stoffwechselerkrankungen werden Stoffwechselstörungen meist im Laufe des Lebens durch eine falsche Ernährungsweise und einen ungesunden Lebensstil erworben.

Alle Stoffwechselvorgänge sind von verschiedenen Bedingungen abhängig. Neben ausreichender Nährstoff- und Sauerstoffzufuhr ist der optimale pH-Wert wichtig, also das richtige Verhältnis zwischen Säuren und Basen.

Um diese Balance aufrechtzuerhalten und mit den im Stoffwechsel täglich anfallenden Säuren und Schadstoffen zurechtzukommen, verfügt dein Organismus über ein sehr gutes Regulationssystem, den Säure- Basen- Haushalt.

Darin sind verschiedene Organe, insbesondere Lunge, Niere, das Blut und dein Bindegewebe eingebunden.

Das bedeutet, Säuren werden über die Lunge abgeatmet, mithilfe der Nieren über den Urin ausgeschieden, über den Darm bzw. Stuhl abgeführt, über den Schweiß durch die Haut entsorgt, zwischengespeichert im Bindegewebe und der Muskulatur, ausgeglichen mit basischen Mineralstoffen aus dem größten Speichermedium, den Knochen, und durch die Leber gefiltert.

Woher kommen diese Säuren?

- Harnsäure, Schwefelsäure und Salpetersäure (Fleisch/Wurstwaren)
- Salzsäure (Kochsalz/Stress)
- Phosphorsäure (Softdrinks, Fisch, Eier)
- Acetylsalicylsäure (Schmerzmittel)
- Essigsäure (Essig, Weißmehl, Zucker, Süßwaren)
- Ameisensäure (Süßstoff)
- Kohlensäure (Getränke, Bewegungsmangel, falsche Atmung)
- Kohlen-, Milch-, Essig- und Harnsäure (Überanstrengung und Stress)
- Ketosäure, Aceton (Fasten, Low-Carb- Diäten, Diabetes)

Woher kommen diese Schadstoffe?

- Nikotin, Alkohol
- Zusatzstoffe wie Aromen, Geschmacksverstärker, Konservierungsmittel
- Gärung, Fäulnis im Darm
- Toxine, z. B. durch Pilzbelastung im Darm
- Zahnersatzgifte (Amalgam)
- Leicht- und Schwermetalle, z. B. Aluminium in Deodorants
- Putz- und Reinigungsmittel
- Chemie am Arbeitsplatz, Möbel, Fußböden, Farben, Kleidung
- Umweltgifte, Pestizide, Abgase etc.
- Strahlung (Mikrowelle, Elektrosmog etc.)

Wenn deine Puffersysteme und die Zwischenspeicher, z. B. im Bindegewebe, erschöpft sind, greifen Säuren und Schadstoffe dein Gewebe an, fördern entzündliche Prozesse und schwächen dein Immunsystem.

Durch säureüberschüssige Ernährung und falsche Lebensmittelkombinationen entstehen Gärung und Fäulnisprozesse im Darm. Dadurch wird die Darmflora belastet und es kommt zu Entzündungen (Silent Inflammation). Unverdaute Eiweißanteile gelangen ins Blut, der Körper reagiert mit Allergenen.

Nur wenn die Darmflora intakt ist, können Verdauung und Resorption der Nährstoffe optimal funktionieren. Hinzu kommen Stress, Umweltgifte, Schwermetalle, Strahlung, Antibiotika, Viren, Pilze und Bakterien. Deine Ernährung muss deshalb an deinen Verdauungstrakt angepasst werden.

Ist deine Zellumgebung verschlackt, wird der Stoffwechselaustausch zwischen den Zellen und ihrer Umgebung erschwert. Es werden mehr Abfallstoffe eingelagert. So kommt es zu einem Rückstau im Bindegewebe. Die Zufuhr von Sauerstoff wird ebenfalls behindert. Das hat zur Folge, dass es zu vermehrten Hautausscheidungen (Akne, Ekzeme, Neurodermitis etc.), Energiemangel sowie zur Bildung freier Radikale, Gewichtszunahme, Entzündungen und Krankheiten kommen kann.

Alle Zellen werden permanent über das Blut mit Sauerstoff und Nährstoffen versorgt, es steht im Mittelpunkt unseres Stoffwechsels. Zudem werden mithilfe des Blutes Säuren und Abfallprodukte abtransportiert. Das Blut kann nur im pH-Wert Bereich von 7,35 bis 7,45 optimal fließen! Oberstes Prinzip des Stoffwechsels ist, diesen pH-Wert stabil zu halten.

Ein starkes Absinken des Blut pH-Wertes kann letztendlich zu Aderverschluss, Herzinfarkt oder Schlaganfall führen. Ein ausgeglichener Säure-Basen- Haushalt ist die Basis aller Stoffwechselprozesse!

Mit zunehmender Übersäuerung des Blutes verklumpen die roten Blutkörperchen (Geldrollenbildung). Das Blut wird dickflüssiger und fließt träge. Das führt zu schlechter Versorgung der Zellen mit Sauerstoff und Nährstoffen sowie zu schlechtem Abtransport von Ausscheidungs- und Stoffwechselendprodukten.

Keine Krankheit kann in einem basischen Milieu existieren. Nicht einmal Krebs!

-Otto Warburg –

-Träger des Nobelpreises für Medizin 1931-

Häufige Symptome einer chronischen Übersäuerung:

- Haarausfall
- Kopfhautprobleme
- Karies
- Zahnausfall
- Gewichtszunahme
- Falten
- Ekzeme
- Schlaffe Haut
- Neurodermitis
- Akne
- Pigmentstörungen
- Sodbrennen
- Blähbauch
- Vorzeitige Alterung
- Dunkle Augenringe
- Leberflecken
- Hitzewallungen
- Wassereinlagerungen
- Nackenschmerzen
- Gelenkschmerzen
- Schwindel
- Müdigkeit

- Energiemangel
- Nahrungsmittelunverträglichkeiten
- Diabetes
- Depression
- Benommenheit
- Bluthochdruck
- Hohes Cholesterin
- Schlaganfall u.v.m.

Die Mitochondrien und dein Stoffwechsel

Wenn du deine körperliche und geistige Leistungsfähigkeit steigern möchtest und dir einen intakten Stoffwechsel wünschst, solltest du die Bedeutung deiner Mitochondrien kennen.

Dabei handelt es sich um die Kraftwerke in deinen Zellen. Es sind die sogenannten Zellorganellen, die für die Produktion von ATP (Adenosintriphosphat) verantwortlich sind. ATP ist die Energie, die alle deine Zellen und somit auch dein Stoffwechsel benötigt, um richtig zu funktionieren.

Wenn du deine Zellen wieder fit machen möchtest, ist es wichtig, ihnen mehr Sauerstoff zuzuführen. Dadurch wird dein Organismus wieder in eine überwiegende Fettverbrennung und dein Hormonhaushalt in Schwung gebracht.

Die Frage ist, wie du mehr O2 in deine Zellen bekommst. Das ist abhängig von der Anzahl und Vitalität deiner Mitochondrien sowie dem Kohlendioxidgehalt im Blut und in den Zellen.

Mit zunehmendem Alter wird die Leistung der Mitochondrien durch Umwelt- und Schadstoffbelastungen, Krankheiten oder einen falschen Lebensstil beeinträchtigt. Hast du nicht genügend O2 in der Zelle und zu wenig leistungsfähige Mitochondrien, kannst du nur schlecht Fette verstoffwechseln und produzierst zu wenig Energie (ATP). Dadurch bist du unter anderem häufig müde und neigst zu Gewichtszunahme.

Erhöhe deine Zellenergie durch Zelltraining

Der Nobelpreis für Medizin 2019 ging an drei Forscher, die dem Geheimnis des Hypoxietrainings auf die Spur kamen. Es ist quasi das Fitnessstudio für die Zellen und führt zu einer allgemeinen Verbesserung der Sauerstoffaufnahme in den Zellen. Dadurch kommt es zu der Erhöhung der Zellenergie sowie einer Verbesserung der Stressresistenz und Regenerationsfähigkeit. Zudem optimiert es den Stoffwechsel und stimuliert das Immunsystem.

Bei diesem Zelltraining handelt es sich um den Wechsel aus niedrigem und hohem Sauerstoffgehalt. Diesen atmest du bequem auf einer Liege über eine Atemmaske ein und aus. Das übt Stress auf die Mitochondrien aus. Dadurch kommt es zu einem Absterben der stark geschädigten Mitochondrien. Gesunde dagegen werden zur Zellteilung angeregt. Die Aufnahmekapazität für Sauerstoff in der Zelle steigt, was die Zellenergie und somit auch die Fettverbrennung verbessert.

Lerne wieder richtig zu atmen

Je besser die Sauerstoffaufnahme im Organismus ist, desto mehr Energie und Leistungsfähigkeit haben wir.

Zudem ist genügend Sauerstoff in der Zelle die Grundvoraussetzung für die Fettverbrennung. Patrick Mc-Keown beschreibt in seinem Buch „Erfolgsfaktor Sauerstoff", wie wichtig die richtige Atmung für uns Menschen ist.

Durch eine falsche Ernährungsweise, Übergewicht und Stress atmen wir heutzutage viel zu flach und zu schnell, wir hyperventilieren. Das kann zu Energiemangel, verminderter Leistungsfähigkeit, Übersäuerung und Verengung der Blutgefäße führen. Dabei nutzt man den sogenannten Hauptatemmuskel „das Zwerchfell" nicht, sondern atmet hauptsächlich im oberen Brustbereich.

Wenn du hingegen richtig atmest nimmst du eine ausreichende Menge Kohlendioxid auf und deine Atmung ist ruhig, rhythmisch und kontrolliert. Dabei handelt es sich um die sogenannte „Bauchatmung". Muskeln und Organe werden dabei mit der richtigen Menge Sauerstoff versorgt. Das erhöht Leistungsfähigkeit und Wohlbefinden und hilft sogar beim Abnehmen.

Wie du atmest, entscheidet über den Kohlendioxidgehalt in deinem Blut. Die Menge an Kohlendioxid in deinen Blutzellen bestimmt darüber, wie viel Sauerstoff dein Körper nutzen kann.

Kohlendioxid ist der Schlüssel zur Freisetzung des Sauerstoffes aus den roten Blutkörperchen. Patrick Mc-Keown beschreibt auch zahlreiche Atemübungen und Programme. Falls du deine Atmung verbessern möchtest, kann ich es dir nur empfehlen.

Atemanhalttraining:

Wenn du trainierst, deinen Atem anzuhalten, nimmt die Sauerstoffsättigung im Blut ab, was zu einer vermehrten Produktion von roten Blutkörperchen führt, um die Atmun auszugleichen. Da die roten Blutkörperchen Sauerstoff transportieren, führt eine größere Menge im Blut zu einer Erhöhung der Leistungsfähigkeit und des V0^{2}-max (Wert für die Sauerstoffaufnahme in Milliliter, die du pro Minute und Kilogramm Körpergewicht bei maximaler Leistung verwerten kannst).

Eine sehr einfache Atemmethode, die du in deinen Alltag integrieren kannst, ist das „Reinigende Atmen" nach dem Regenata Entspannungskonzept von Jentschura:

- Einatmen (durch die Nase): bis 5 zählen
- Atem anhalten: bis 20 zählen
- Ausatmen (durch die Nase): bis 10 zählen

Nimm eine bequeme Position im Sitzen oder Stehen ein. Am besten führst du die Übung im Freien durch. Schließe die Augen, zähle beim Einatmen bis 5, beim Anhalten des Atems bis 20 und beim Ausatmen bis 10. Wiederhole die Übung, bis zwei Minuten rum sind.

Durch diese Übung wird das bewusste Atmen geübt. Bitte halte den vorgegebenen Atemrhythmus ein. So wird dein Lymphsystem aktiviert und dein Blut besser mit Sauerstoff versorgt.

Wim-Hof-Atemmethode:

Wim Hof ist einer der weltbekanntesten Atemcoaches. Seine Atemtechnik „Warrior Breathing" gleicht einer kontrollierten Hyperventilation.

Diese Methode wurde inzwischen intensiv in Studien erforscht mit dem Ergebnis, dass die Mitochondrien mehr Sauerstoff erhalten und somit mehr ATP produzieren können. Sie hat einen starken Effekt auf den Stoffwechsel, hebt den pH-Wert an, unterstützt das Immunsystem und entspannt den ganzen Körper über den Parasympathikus.

Warnung!

Diese Atemtechnik solltest du nur in sicherer Umgebung und mit Absprache deines Arztes praktizieren!

Bitte nicht in folgenden Situationen anwenden:

- Im Wasser
- Im Straßenverkehr
- Im Stehen

Bitte sei dir im Klaren darüber, dass du diese Atemmethode auf eigenes Risiko anwendest. Wenn du dir unsicher bist oder du Bedenken hast, besuch ein Seminar in dem du diese Atmung erlernen kannst.

Im Internet kannst du auch zahlreiche Videos von Wim Hof finden, in denen er seine Atemmethode genau erklärt.

Erhöhe deine Fettverbrennung mit Kälteanwendungen

Kälte hat energie- und gesundheitsfördernde Effekte auf den Körper. Die sogenannte Thermogenese sorgt für Wärmebildung und Stoffwechselaktivität. Der Kälteschock hilft dabei, unseren Körper mit Sauerstoff zu füllen, mit dem wir Energie erzeugen können, um den Temperaturabfall auszugleichen.

Für die positiven Effekte der Kälteexposition wird vor allem die Ausschüttung von zwei Hormonen verantwortlich gemacht: Adiponectin und Irisin. Adiponectin fördert die Fettverbrennung und Irisin erhöht das Muskelwachstum. Unser Körper bildet weißes und braunes Fett. Weißes Fett ist für unser „Hüftgold" verantwortlich und das braune Fett sitzt zwischen den Muskeln.

Es ist mit Mitochondrien versehen, die metabolisch aktiv werden können. Es kann demnach Kalorien verbrennen. Das braune Fett liegt bei Erwachsenen überwiegend im Hals- und Brustbereich.

Aktiviere dein braunes Fett und dein Immunsystem

Dusche früh morgens eiskalt (ca. fünf Minuten, konzentriere dich dabei auf deinen Atem) und leg abends für ca. 20 bis 30 Minuten ein Kühlpack in den Nacken und auf die Brust.

Bitte nie direkt auf die Haut legen, sondern in ein Tuch einwickeln. Falls du Herz-Kreislauf-Probleme hast, solltest du langsam beginnen.

Du kannst dich bei der kalten Dusche am Morgen nach und nach steigern. Dusche dich erst mal warm ab und drehe erst danach das Wasser auf kalt.

Die thermische Wirkung von Nahrungsmitteln

Laut der traditionellen chinesischen Medizin haben Lebensmittel unterschiedliche Effekte auf unseren Organismus. Du kannst deinen Stoffwechsel puschen, indem du die thermische Wirkung bestimmter Lebensmittel nutzt. Warme Speisen und scharfe Gewürze führen dem Körper Wärme zu und steigern so die Aktivität. Deshalb ist es sehr zu empfehlen, täglich heißes Zitronenwasser, gerne auch mit Ingwer zu trinken und deine Speisen öfters mal scharf zu würzen.

Tipp:

Lass deinen Stoffwechsel messen:

Wenn du Gewicht verlieren möchtest, musst du wissen, wann du im Fettstoffwechsel bist. Der Mensch atmet die angefallenen Gase des Energiestoffwechsels über die Lunge aus.

Anhand einer E-Scan Atemgas-Ruhemessung lässt sich an der Zusammensetzung des Atems sehr genau erkennen, welche Brennstoffquelle die gemessene Person zur Energiegewinnung nutzt.

Wird überwiegend Fett verbrannt, verliert die gemessene Person Körperfett. Bei übermäßiger Zuckerverbrennung kommt es jedoch zur Zunahme von Körpergewicht.

Durch eine daraus resultierende Ernährungsumstellung und Trainingssteuerung lernt der Körper wieder überwiegend Fett zu verbrennen. Du kannst deinen Stoffwechsel bei ausgewählten Ernährungsberatern, in Fitnessstudios oder bei Ärzten messen lassen.

Schritt 2: Gesunde Ernährung für deine Zellen

Der Mensch ähnelt einem Pflanzenfresser:

Über zwei Millionen Jahre hat sich die Menschheit von pflanzlichen Lebensmitteln ernährt. Es wurde alles verzehrt, wie es in der Natur gefunden wurde.

Wir aßen Gemüse, Nüsse, Wurzeln, Samen, Beeren und Obst. Tierisches Eiweiß gab es nur selten, schließlich musste dazu erst gejagt werden.

Auf der Suche nach Essbarem bewegten sich unsere Vorfahren zudem oftmals viele Kilometer. Regelmäßige Hungerperioden, in denen es nichts zu essen gab, waren ganz natürlich.

Diese Fastenzeiten nutzte der Körper auf wunderbare Weise, um geniale Reparatur- und Aufräumarbeiten in Gang zu setzen. Unsere Gene sind auf ein Wechselspiel zwischen Hungern und Essen programmiert.

Zudem ähneln wir Menschen Pflanzenfressern sowohl im Körperbau als auch hinsichtlich der inneren Organe. Auf dieser Grundlage haben sich unser Stoffwechsel, Herz-Kreislauf-System, Körperbau und Verdauungstrakt entwickelt.

Ernährung „früher“ und „heute“:

Früher:	Heute:
Roh- und Frischkost	Gekochte Kost
Fastenperioden	Ständiges Essen
Naturbelassene Lebensmittel	Raffinierte Lebensmittel
Vor allem pflanzliches Eiweiß	Zu viel tierisches Eiweiß
Überwiegend pflanzliche Fette	Überwiegend tierische Fette
Vitalstoffe, Enzyme und Ballaststoffe aus gesundem Korn, Obst und Gemüse	Vitalstoff-, enzym- und ballaststoffarme Kost
Frische, chlorophyllreiche Kost	Mangel an Chlorophyll

Wissenschaftliche Beweise - Die "China Study“

Die „China Study” war die umfangreichste und umfassendste Untersuchung der Verbindung zwischen Ernährung und Krankheit in der Medizingeschichte. Sie wurde von Dr. T. Colin Campbell, Professor für Ernährungswissenschaften und seinem Sohn Thomas M. Campbell an der Cornell University geleitet.

Diese Studie ging in den frühen 1980er Jahren an den Start und wurde fast 30 Jahre lang weitergeführt. Die Forschungsergebnisse wurden in seinem Buch „China Study”: Die wissenschaftliche Begründung für eine vegane Ernährungsweise zusammengefasst.

Die deutsche Ausgabe erschien 2011. Diese Studiensammlung hat auf wissenschaftlich sehr überzeugende Weise, das Weltbild der Ernährung auf den Kopf gestellt.

Diese Studien deckten den engen Zusammenhang zwischen Krebs und dem Verzehr von tierischem Eiweiß sowie Milchprodukten auf. Zudem hat Dr. T. Campbell in seinem Buch den Nachweis erbracht, dass eine pflanzliche Ernährung mehr als genug Eiweiß und Kalzium sowie zahlreiche wichtige Mineral- und Nährstoffe liefert.

Was du in deine gesunde Ernährung integrieren solltest

Kauf frisch, lokal, saisonal, unverpackt und Bio

Kauf dein Obst und Gemüse beim Biobauern. Frisch, saisonal, unverarbeitet und lokal vom Feld, ohne Plastikverpackung und lange Transportwege. Du hast keinen Biobauern nebenan? Dann lass dir einfach eine Bio-Kiste direkt vom Bauern nach Hause liefern. 80 % deiner Gesundheit kaufst du im Bioladen, und 20 % in der Apotheke!

Bio-Produkte schmecken besser, enthalten weniger Schadstoffe, haben eine höhere Vitalstoffdichte, sind ohne Gentechnik und umweltschonender.

Werde zum Lebensmitteldetektiv:

Beachte beim Einkaufen, was wirklich in den Produkten steckt! Überprüfe immer die Etiketten. Je kürzer die Zutatenliste, desto gesünder ist das Lebensmittel!

Verzehre mehr unverarbeitete Lebensmittel:

Frage dich vor dem Verzehr eines Nahrungsmittels immer, ob es ein natürliches oder ein industrielles Produkt ist.

Nehmen wir das Beispiel Kartoffel. Die Kartoffel ist sehr gesund. Wird sie allerdings zu Chips weiterverarbeitet, wird sie sehr ungesund.

Gut kauen:

Du solltest darauf achten deine Speisen so lange wie möglich zu kauen.
Die Verdauung beginnt im Mund. Je besser du deine Nahrung kaust und somit vorverdaust, desto mehr Verdauungsenzyme werden produziert.

Menschen, die ihr Essen nicht richtig kauen, brauchen aufgrund dessen viel mehr Energie für ihre Verdauung. Sie fühlen sich oft völlig erschöpft und müde nach einer Mahlzeit.

Achtsamkeit:

Du solltest niemals beim Fernsehen essen oder gleichzeitig andere Dinge tun. Das Essen hat deine volle Aufmerksamkeit verdient.

Widme dich ganz dem einzigartigen Geschmack der Nahrungsmittel und dem ausgiebigen Kauprozess. So wirst du auch schneller merken wann du satt bist.

Achte täglich darauf genug zu trinken!

Unser Körper besteht zu zwei Dritteln aus Wasser. Du brauchst am Tag, ob du Durst hast oder nicht, mindestens zwei Liter, besser drei Liter Flüssigkeit, und mit Flüssigkeit meine ich gesundheitsförderndes, stilles Wasser. Um deinen Körper zu entschlacken dient Wasser als Transportkapazität. Beachte dabei, dass ein Mineralwasser mit hohem Mineraliengehalt keinesfalls optimal ist, da das Wasser vor allem zum Entgiften benötigt wird.

Das Aufnahmevermögen des Wassers für Giftstoffe ist umso höher, je weniger Fremdstoffe, also auch Mineralien darin sind. Meide zudem auch kohlensäurehaltiges Wasser, da dieses ebenfalls zur Übersäuerung des Körpers beiträgt. Auch dein Gehirn arbeitet nicht optimal, wenn nicht genug Flüssigkeit zur Verfügung steht. Übrigens pro 200 ml Wasser verbrennst du 20 kcal, na, wenn das kein Anreiz ist!

Zu den Mahlzeiten solltest du allerdings nicht trinken, da die Magensäure sonst verdünnt wird und das schadet deiner Verdauung!

Falls du Leitungswasser trinkst, leg dir einen Wasserfilter zu und filtere es täglich vor dem Trinken. Die günstigste Variante ist ein Aktivkohlefilter, die teure Variante ist ein Umkehrosmose Filtergerät. In deinem Leitungswasser können sich trotz Trinkwasserverordnung immer noch Rückstände von Pestiziden, Medikamenten, Schwermetallen etc. befinden.

Was ein guter Wasserfilter können muss:

Ein gutes Wasseraufbereitungssystem mit Umkehrosmose besteht aus einem mehrstufigen Verfahren. Zuerst wird das Wasser durch eine Membran gereinigt, von allen Schadstoffen befreit und anschließend ionisiert. Heraus kommt ein gesundes Wasser, das frischem Quellwasser entspricht.

Solche Wasserfiltersysteme sind nicht ganz billig, aber da wir Menschen zu ca. 70 % aus Wasser bestehen und nur drei Tage ohne Wasser leben können, sollte man zumindest über eine Anschaffung nachdenken.

Erhöhe deinen Rohkostanteil:

Der Mensch ist das einzige Lebewesen, das kocht. Kein Tier würde auf die Idee kommen, seine Speisen vorher zu kochen. Dabei gehen wertvolle Inhaltsstoffe verloren.

Lebensmittel, die gekocht, gebacken oder anderweitig über 42 Grad erhitzt wurden, verlieren größtenteils ihre Lebenskraft. Vitamine werden zerstört, Eiweiß und gesunde Fette denaturiert und Enzyme vernichtet.

Iss vorweg immer etwas Basisches:

Iss vorweg immer etwas Basisches (rohes Gemüse oder Salat). So erhält dein Körper Enzyme und Ballaststoffe, diese verzögern die Glukose Ausschüttung ins Blut und verhindern einen schnellen Anstieg des Blutzuckerspiegels. Die Faserstoffe aus den Ballaststoffen füllen den Magen und dämpfen das Hungergefühl.

Achte auf deinen Säure-Basen Haushalt:

Ernähr dich täglich mit 70 % basenüberschüssigen und 30 % säureüberschüssigen Lebensmitteln. (Tabelle findest du im Anhang).
Das ist die Voraussetzung dafür, dass du dich wohlfühlst und dein Stoffwechsel sowie alle Regenerationsprozesse richtig funktionieren.

Jedes Nahrungsmittel hinterlässt entweder saure oder basische Rückstände im Blutkreislauf, je nachdem, ob es mehr saure oder mehr basische Mineralstoffe enthält. Für deine Gesundheit und Schönheit kommt es darauf an, wie die Nahrung in deinem Organismus aufgespalten wird und welche Rückstände davon übrigbleiben.

Iss deshalb vollwertig und überwiegend vegetarisch. Achte auf einen hohen Anteil an Gemüse, Rohkost, Salat, getreideähnlichen Pflanzen und Obst.

Optimiere deine Verdauung:

Wusstest du, dass deine Verdauung am meisten Energie benötigt? Genau gesagt 60 bis 80 % deiner Energie wird dir von deiner Verdauung geraubt.

Sie ist der Schlüssel zur Schönheit und Gesundheit, aber vor allem zu mehr Lebenskraft. Eigentlich sollte dir ein Essen Power und Energie bringen, stattdessen musst du nach einer ausgiebigen Mahlzeit erstmal ein Schläfchen halten. Da läuft doch etwas schief, oder?

Bestimmte Nahrungsmittel und Kombinationen sind leichter verdaulich als andere.
Diese Prozesse entziehen deinem Körper sehr viel Energie. Dein Körper ist nicht dafür geschaffen, im Magen mehr als eine konzentrierte Nahrung gleichzeitig zu verdauen.

Für die Verdauung von Stärke braucht dein Organismus eine alkalische Lösung (basisches Milieu) und für die Verdauung von Eiweiß eine Salzsäure und ein Enzym namens Pepsin (saures Milieu).

Wenn man eine Säure mit einer Base zusammenbringt, neutralisieren sie sich gegenseitig. Das erschwert den Verdauungsprozess ungemein.
Du leidest unter Müdigkeit, Völlegefühl, Blähungen oder Sodbrennen. Der Nahrungsbrei verweilt durch die erschwerte Verdauung länger in deinem Magen und Darm, was Gärung, Fäulnis und eine schnellere Alterung zur Folge hat.

Achte auf deine Nahrungsmittelkombinationen:

Je weniger verschiedene Lebensmittel du in einer Mahlzeit isst, desto besser funktioniert deine Verdauung. Der amerikanische Arzt Dr. Howard Hay (1866-1940) war Erfinder der Trennkost und brachte damit eine geringere Krankheitsanfälligkeit und das Verschwinden jeglicher Verdauungsprobleme in Zusammenhang.

Falls du an einer Magen-Darm- Erkrankung leidest oder Verdauungsprobleme hast, ist es auf jeden Fall lohnenswert, sich mit den Nahrungsmittelkombinationen bzw. der Trennkost ausführlich auseinanderzusetzen. Es gibt dabei sehr viele Dinge und Regeln zu beachten. Für uns reichen jetzt erst einmal die Basics.

Basics der Nahrungsmittelkombinationen:

Je höher der Wassergehalt eines Nahrungsmittels, umso weiter rückt es in der Reihenfolge nach vorn. Je niedriger der Wassergehalt eines Nahrungsmittels, umso später in der Reihenfolge sollte es gegessen werden.
Wasserhaltige Lebensmittel werden schnell verdaut und machen dann den Speisen mit dem geringeren Wassergehalt wie Kohlenhydraten sowie eiweiß- und fetthaltigen Lebensmitteln Platz.

-Getränke solltest du 30 bis 60 Minuten vor oder nach einer Mahlzeit trinken!

Es gibt:

- ***Nicht konzentrierte Lebensmittel (mit hohem Wassergehalt):***

  -Reifes Obst und stärkelose Gemüsesorten

- ***Konzentrierte Lebensmittel (mit geringem Wassergehalt):***

  -Alle Stärken (Getreide, stärkehaltiges Gemüse, Brot etc.)

  -Alle Eiweiße (Fisch, Huhn, Fleisch, Samen, Nüsse etc.)

Dein Organismus kann immer nur ein konzentriertes, wasserarmes Lebensmittel auf einmal optimal verdauen!

Das heißt, für eine gute Verdauung solltest du zukünftig mehr darauf achten, wie du deine Mahlzeiten zusammenstellst.

Iss deinen Salat oder dein Gemüse in Kombination mit Kohlenhydraten oder Eiweiß und nicht alles zusammen.

Der richtige Obstverzehr:

Obst solltest du nur auf nüchternen Magen essen. Es wird am schnellsten aufgespalten und ist nach 20 bis 30 Minuten verdaut.

Früchte sollten immer für sich allein gegessen werden. Grünes Blattgemüse wie Spinat, Löwenzahn, Feldsalat etc. kann als einzige Lebensmittelgruppe mit Früchten zusammen gegessen werden.

Ausnahme:

Bananen, Datteln und Trockenfrüchte brauchen ca. 40 Minuten. Melonen bitte immer vor allen anderen Früchten essen.

Die Kombination von Obst und grünem Blattgemüse in grünen Smoothies ist perfekt. Versuche täglich einen grünen Smoothie zu trinken.

Iss immer von schnell nach langsam:

Was zählt ist auch die Geschwindigkeit, in der Nahrung unseren Körper durchläuft. Sie soll den Körper schnellstmöglich passieren. Das reduziert Gärung, Zersetzung, Gasbildung und Blähungen.

Iss immer von schnell nach langsam! Das heißt, da Eiweiß am längsten für die Verdauung braucht, solltest du es vor allem abends essen. Isst du zum Beispiel anschließend Obst, kommt es sozusagen zu einem Stau in deinem Verdauungstrakt.

Da Eiweiß langsam verdaut wird und Obst schnell, liegt es quasi obendrauf und beginnt zu gären und zu faulen. Gerade bei Obst haben viele Menschen Schwierigkeiten, sie denken oft sie vertragen kein Obst.

In Wirklichkeit haben sie die Lebensmittel oftmals nur in der falschen Reihenfolge oder in falschen Lebensmittelkombinationen gegessen.

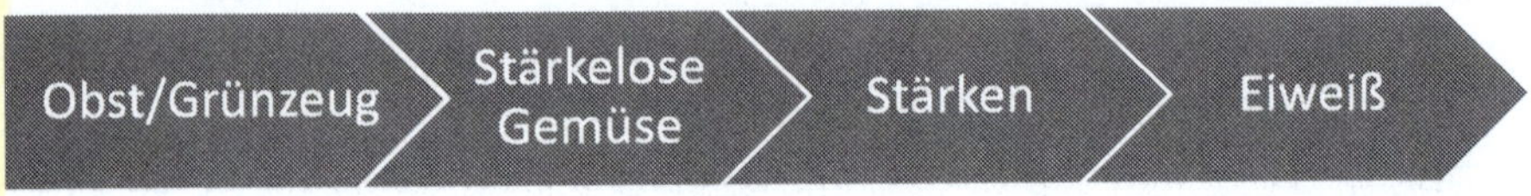

Lebe nach deinem Biorhythmus:

Iss morgens wie ein Kaiser, mittags wie ein König und abends wie ein Bettelmann. Entspricht das tatsächlich unserem Biorhythmus? Der amerikanische Arzt Dr. Stanley Bass (1920-2017) erforschte seit den 1950er Jahren die richtige Reihenfolge beim Essen im Zusammenhang mit einer gesunden Ernährung. Er war der Meinung, dass Krankheiten durch Fasten und eine richtige Ernährung behandelt werden können.

Die drei Zyklen deines Körpers:

Nicht nur was und in welcher Reihenfolge wir essen, sondern auch wann wir Nahrung aufnehmen ist für eine gesunde Ernährung und Lebensweise entscheidend.

Es gibt zu diesen drei Zyklen umfangreiche Forschungen, zum Beispiel von der amerikanischen Lehre der Natural Hygiene (Natürliche Gesundheitslehre).

Daraus resultiert die Ansicht, dass die Fähigkeit des Menschen, Nahrung zu verarbeiten von drei Zyklen abhängt. Obwohl jeder dieser Zyklen täglich abläuft, hat jede dieser Funktionen während bestimmter Uhrzeiten ihre Hauptwirkzeit.

Zyklus 1: Ausscheidungsphase

In der Zeit zwischen 4.00 Uhr morgens und 12.00 Uhr mittags durchläuft der Körper die Entgiftungs- und Ausscheidungsphase. Deshalb solltest du für diese Zeit Lebensmittel wählen, die deinen Körper dabei unterstützen.

Harvey und Marilyn Diamond schreiben in ihrem Buch „Fit for Life": Wenn man Bluttests von verschiedenen Tageszeiten miteinander vergleicht, ist das Blut, das zwischen 4.00 und 12.00 Uhr entnommen wurde, stark mit Stoffwechsel-Abfallprodukten belastet, was auf eine aktive Ausscheidungsphase hindeutet, denn es ist das Blut, das die Abfallstoffe zu den Ausscheidungsorganen (Darm, Blase, Leber und Haut) abtransportiert.

Unterstütze deinen Körper in diesem Zyklus mit Intervallfasten, heißem Zitronenwasser, basischen Lebensmitteln, frisch gepressten Säften, grünen Smoothies und lebendigen, rohen Nahrungsmittelen, wie Bio-Früchte etc.

Zyklus 2: Aufnahmephase

In der Zeit zwischen 12.00 Uhr mittags und 20.00 Uhr abends befindet sich der Körper in der Aufnahmephase. In dieser Phase hast du eine sehr effiziente Verdauung. Dein Körper kann jetzt schwere, konzentrierte Speisen am besten verwerten. Aus diesem Grund sollten die meisten und größten Mahlzeiten in diesem Zyklus liegen.

Zyklus 3: Verdauungsphase

In der Zeit zwischen 20.00 Uhr abends und 4.00 Uhr morgens ist dein Körper in der Verdauungsphase.

Jetzt werden die Nähr- und Mineralstoffe aus dem Essen aufgenommen, d. h. mithilfe deines Blutes zu den Organen, Knochen und Zellen transportiert. In diesem Zyklus finden der Wiederaufbau, die Erneuerung und die Regeneration statt.

Aus diesem Grund ist es sinnvoll das Abendessen nicht zu spät einzunehmen, damit diese Phase zur Verdauung genutzt werden kann und diese mit Beginn der Ausscheidungsphase abgeschlossen ist. Du hast sicher schon mal beobachtet, dass du nach einem späten Essen viel schlechter geschlafen hast und morgens müde mit geschwollenen Augen und Tränensäcken aufgewacht bist, oder?

Wird die tägliche Ausscheidungsphase gefördert und nicht behindert, bleibt der Erfolg nicht aus. Ausscheidung bedeutet die Entfernung giftiger Schlacken und Toxine sowie den effektiven Abbau des Übergewichts. Die heutigen Essgewohnheiten behindern jedoch die wichtige Ausscheidungsphase.

Übrigens, Tibeter essen erst ab 12.00 Uhr mittags ;-)

Intervallfasten

Es steht für kurze Fastenphasen, die gut in den Alltag passen, ist flexibel, hat keine starken Vorgaben und ist einfach umsetzbar. Zudem gibt es keinen Jo-Jo-Effekt, da die Fastenphasen immer so kurz sind, dass sich dein Körper nicht auf den Hungermodus umstellen kann und den Energiebedarf nicht herunter regelt. Bei zu viel Bauchfett entstehen im Körper stille Entzündungen. Insulin wirkt nicht mehr, Diabetes und andere Erkrankungen drohen. Beim Intervallfasten kommt der Insulinstoffwechsel endlich mal zur Ruhe. Das wirkt entzündungshemmend und die Hormonsituation verbessert sich.

Beim Intervallfasten wird zu bestimmten Zeiten auf Nahrung verzichtet. Als Einstieg eignet sich das sogenannte Dinner Cancelling. Dabei wird ab 17.00 Uhr auf Nahrung verzichtet. Die Fettverbrennung funktioniert über Nacht besser als am Tag. Das bringt gute Erfolge. Eine weitere Möglichkeit ist die 16:8-Methode. In jedem 24-Stunden-Intervall darfst du innerhalb eines 8-Stunden-Abschnitts essen, die restlichen 16 Stunden nicht.

Es spricht nichts dagegen, Intervallfasten über einen längeren Zeitraum anzuwenden, denn es ist sehr einfach, sich im achtstündigen Zeitfenster gesund und ausgewogen zu ernähren. Das heißt, wenn du z. B abends um 19.00 Uhr das letzte Mal etwas gegessen hast, darfst du erst um 11.00 Uhr frühstücken (16 Stunden).

Du kannst mit zwölf Stunden beginnen und dich langsam auf sechzehn Stunden steigern. Probiere einfach aus, was dir guttut und wie es am besten in deinen Alltag passt. Die restliche Kalorienaufnahme sollte sich für Männer auf 600 kcal und Frauen auf 500 kcal begrenzen. Natürlich mit gesunder Nahrung!

Intervallfasten und die gesundheitlichen Vorteile

Fastest du zwölf bis sechzehn Stunden, wird dein Körperfett in Energie umgewandelt. Vor allem das ungesunde Bauchfett (viszerales Fett) reduziert sich.

Das viszerale Fett ist für sämtliche Zivilisationskrankheiten mitverantwortlich, da es viel mehr entzündungsverursachende Fettgewebshormone als anderes Fettgewebe produziert. Auch das Wachstum von Krebszellen soll mit Intervallfasten gestoppt werden können. Zudem wird der Cholesterinspiegel gesenkt.

Intervallfasten aktiviert die sogenannte Autophagozytose, die Selbstreinigungskräfte des Körpers und somit die Fähigkeit jeder einzelnen Zelle, anfallende Stoffwechselreste und Schlacken zu entsorgen.

Sogar die Bildung neuer Nervenzellen im Gehirn wird angeregt. Dieser aus Zellschrott gewonnene Brennstoff ist übrigens auch der Grund warum beim Fasten kaum Muskeln abgebaut werden, vorausgesetzt du machst Sport.

Zudem bildest du Sirtuine. Das sind Anti-Aging-Enzyme, die fehlerhafte Zellinformationen ausbessern und somit lebensverlängernd wirken können. Ein weiterer toller Effekt des Intervallfastens ist die Tatsache, dass dabei das Glückshormon Serotonin ausgeschüttet wird, was für eine gute Stimmung und Glücksgefühle sorgt und damit der Darmtrakt unterstützt wird. Durch die Fastenphasen kommen die Verdauungsfunktionen zur Ruhe. Dadurch bekommen die guten Darmbakterien und deine Darmflora richtig Aufwind.

Intervallfasten und Sport

Intervallfasten ist natürlich auch für Sportler geeignet. Du kannst das Training nüchtern nach dem Fasten oder einige Stunden nach der ersten Mahlzeit durchführen. Infolge dessen kann es zu einer Steigerung deiner Leistungsfähigkeit kommen und die Allgemeingesundheit verbessern. Möchtest du die anabolen Prozesse unterstützen, kannst du deine Proteinversorgung zum Beispiel mit einem rein pflanzlichen Protein verbessern. Das stärkt nicht nur die Muskulatur, sondern auch das kollagene Bindegewebe.

Wenn man nach dem Fasten trainiert, fällt die letzte Mahlzeit als Energiequelle aus. Sie ist schon lange verdaut und verstoffwechselt, da sie ja vor zwölf bis sechzehn Stunden gegessen wurde.

Aufgrund dessen sind auch die Leber- und Glykogen- Speicher leer. Der Organismus holt sich die für den Sport benötigte Energie aus den Fettzellen. Es kommt zu einer gesteigerten Fettverbrennung. Zusätzlich kann das Fasten zu einer erhöhten Ausschüttung von Wachstumshormonen (HGH, Human Growth Hormone) führen. Zusammen mit dem Muskelaufbautraining, beschleunigen diese ebenfalls die Fettverbrennung. Allerdings ist zu bedenken, dass das nicht jeder Körper verträgt. Wenn du zum Beispiel krank bist, oder dein Körper stark verschlackt und vergiftet ist, kann es sein, dass du Intervallfasten anfangs nicht verträgst.

Tipp:

Falls dir das Weglassen deines Frühstücks anfangs noch schwerfällt und du im Beruf oder in der Schule viel Leistung bringen musst, kannst du zum Frühstück einen „Bulletproof Coffee“ trinken.

Rezept:

1 Tasse Kaffee, 1 EL Weidebutter, 1EL MCT Öl mit einem Mixstab verquirlen.

Wirkung:

Da das MCT Öl direkt in der Leber zu Ketonen umgewandelt werden kann, stehen diese Ketone deinen Zellen, vor allem den Gehirnzellen sofort als Energielieferant zur Verfügung. Das lässt deinen Organismus in einer Art Fastenphase, jedoch mit gesteigerter Fettverbrennung und besserer Konzentrationsfähigkeit. Zudem bist du über mehrere Stunden satt.

Der Hungerstoffwechsel und die Ketose

Der Hungerstoffwechsel wird auch Ketose genannt. Bereits nach zwölf Stunden Nahrungsverzicht beginnt der Körper unter anderem, das gefährliche Bauchfett in Ketone umzuwandeln. Hierbei handelt es sich um Fettsäuremoleküle, die beim Abbau von Fettreserven entstehen.

Wenn dem Körper keine Glukose aus Kohlenhydraten mehr zur Verfügung steht, kann er auch Proteine und Fette in Glukose umwandeln. Da bei einer normalen Energiegewinnung durch Glukose viel Sauerstoff benötigt wird, fallen dabei freie Sauerstoffradikale an.

Diese freien Radikale können Schäden am Erbgut und an den Zellwänden verursachen. Bei der Energiegewinnung mit Ketonen fallen wesentlich weniger aggressive Radikale an, da dazu viel weniger Sauerstoff benötigt wird. Ketone können die Nervenzellen und das Denkvermögen aktivieren. Sie können sogar aus Hirnstammzellen neue Hirnzellen entstehen lassen.

Deshalb wird die Keto-Diät bei neurologischen Erkrankungen wie Depressionen, Parkinson oder Demenz erfolgreich eingesetzt. Zudem findet es auch in der Krebsbekämpfung großen Anklang, da Krebszellen sich meistens von Glukose ernähren.

Zu bedenken ist allerdings, dass Ketonkörper als alleiniger Energielieferant genetisch nicht vorgesehen sind. Deshalb sollte eine reine Keto-Diät nicht dauerhaft durchgeführt werden. Wenn man langfristig weitestgehend auf Kohlenhydrate verzichtet, wie das bei Keto-Diäten der Fall ist, kann das gesundheitliche Konsequenzen haben. Der Anteil an Kohlenhydraten wird radikal reduziert und der Fettanteil deutlich erhöht.

Der Körper kann durch den Konsum von zu viel Fett und Eiweiß in Form von Fleisch und tierischen Produkten in eine starke Übersäuerung kommen.

Falsch durchgeführt kann es zu einer Unterversorgung mit Mikronährstoffen und Vitaminen führen, da man auf zahlreiche Obst- und Gemüsesorten verzichten muss. Durch die reduzierte Aufnahme von Ballaststoffen entstehen Verdauungsprobleme und Verstopfung.

Auch die Leber wird durch fettreiche Lebensmittel sehr strapaziert. Deshalb ist Intervallfasten die beste Lösung. Dabei kann man in der Fastenphase alle gesundheitlichen Vorteile der Ketose nutzen, ohne sich permanent in der Ketose zu befinden.

Tipp:

Du kannst mithilfe eines Urintests prüfen, ob du dich in der Ketose befindest. In der Apotheke bekommst du Ketose-Teststreifen, mit denen du ganz einfach testen kannst, ob dein Körper Ketogenkörper bildet.

Am exaktesten ist allerdings ein Bluttest. Dabei genügt ein kleiner Pieks in den Finger. Mithilfe eines Keton-Messgerätes und Teststreifens kannst du dann deine Ketonwerte messen.

Was du bei deiner gesunden Ernährung vermeiden solltest

Weizen:

Im Gegensatz zu den Zeiten unserer Vorfahren vor 10.000 Jahren ist Weizen heute kein Naturprodukt mehr, sondern eine genetische Mischung aus verschiedenen Zuchtformen.
Er ist eine enorme Last für deinen Organismus. Besonders kritisch ist der Glutengehalt im Weizen zu bewerten.

- Erhöht den Blutzuckerspiegel stärker als praktisch alle anderen Kohlenhydrate
- Genmanipuliert
- Beschleunigt den Alterungsprozess
- Erhöht das Diabetesrisiko
- Wird vom Stoffwechsel nur unzureichend verarbeitet

Gluten:

Gluten ist ein Klebereiweiß, das in bestimmten Getreidesorten vorkommt. Am häufigsten reagieren Menschen auf Gluten in Weizen, Gerste, Roggen und Dinkel. Gluten haltige Getreide können zahlreiche Beschwerden auslösen.

Sie führen zu Entzündungen, insbesondere im Darmtrakt. Es verklebt die Darmzotten, irritiert das Immunsystem und löst oftmals Zöliakie, Morbus Crohn und Dickdarmentzündungen aus. Es ist für deinen Darm schwer verdaulich.

Dadurch kann es entweder unverdaut im Darm bleiben und dort Schaden anrichten oder unverdaut in den Körper gelangen. Dein Körper erkennt es dann als Fremdprotein und bildet Antikörper. Dadurch kommt es zur Glutenunverträglichkeit.

Alternativen:

Greife besser zu glutenfreien Getreiden wie: Hirse, Buchweizen, Quinoa oder Amaranth.

Auch Dinkel kann eine gute Alternative für Weizen sein, allerdings nicht in jedem Fall, da Dinkel auch Gluten enthalten kann.
Das Eiweiß des Dinkels setzt sich jedoch anders zusammen als bei anderen Getreidearten wie beispielsweise Weizen.
Daher kann es durchaus sein, dass du Dinkel verträgst, auch wenn du ansonsten auf Gluten reagierst.

Milch und Milchprodukte:

Immer mehr Menschen leiden unter Laktoseintoleranz. Das bedeutet, dass diese Personen den Milchzucker in den Milchprodukten nicht verdauen können. Ihnen fehlt das milchzuckerspaltende Enzym Laktase. Aus diesem Grund vergärt der Milchzucker im Darm und es treten starke Blähungen und Durchfall auf.

Auch zu erwähnen gilt, dass Milcheiweiß von vielen nicht vertragen wird. Es können chronische Atemwegserkrankungen, Kopfschmerzen oder Verdauungsbeschwerden auftreten. Kuhmilch ist für Kälbchen gemacht und nicht für Menschen. Es ist auf dessen Entwicklung abgestimmt. Wenn das Kälbchen heranwächst, hört es auf, Milch zu trinken und steigt auf Grünfutter um.

Die chemische Zusammensetzung von Kuhmilch unterscheidet sich von der der Muttermilch und deshalb ist dein Körper nicht dafür gemacht, Kuhmilch aufzuspalten. Kuhmilch ist auch als Kalziumlieferant nicht wirklich geeignet, da dein Körper einen Großteil davon nicht ohne Weiteres aufnehmen und verwerten kann.

Hinzu kommt, dass Milch stark säurebildend ist, was dazu führt, dass dein Organismus deinen Knochen das basisch wirkende Kalzium entzieht, um damit die vielen Säuren auszugleichen. Inzwischen ist bekannt, dass die Ursache für Osteoporose in einer stark säurelastigen Ernährung liegt, denn diese raubt deinem Körper Mineralstoffe und greift auf Dauer die Knochen an. Das ist auch daran deutlich zu erkennen, dass die Menschen in Ländern wie Asien oder Afrika, mit dem niedrigsten Milchkonsum alle eine super Knochendichte haben.

Milch verschleimt dein Reinigungssystem und die Lymphe. Das körperfremde Milcheiweiß wird vom Darm ins Blut resorbiert, aber meistens nicht von den Zellen aufgenommen. Deshalb wird dein Blut auf Dauer mit Milcheiweiß überhäuft.

Bei Kindern zählen Milchprodukte zu den häufigsten Auslösern für Unverträglichkeiten. Dies äußert sich in Durchfall, Milchschorf oder Neurodermitis. Das in der Kuhmilch am meisten vorkommende Protein heißt Casein. Es macht bis zu 87 % der Gesamteiweißmenge in der Kuhmilch aus und hilft den Kälbchen starke Knochen aufzubauen. Ohne die zu seiner Aufspaltung notwendigen Enzyme (wie Laktase) gerinnt es allerdings im menschlichen Magen zu einem Klumpen und wird dadurch sehr schwer verdaulich.

Dr. T. Campbell, Professor für Ernährungswissenschaften an der Cornell University, fand in seinen umfangreichen Untersuchungen eine enge Verbindung zwischen Eiweißaufnahme und Krebswachstum heraus.

Dabei fördert Casein von allen Proteinen das Krebswachstum am stärksten. Der Mensch verfügt über ein Hormon namens IGF-1. Die natürliche Aufgabe ist es, die Wachstumsgeschwindigkeit von gesunden Zellen und die Entsorgung alter Zellen zu regeln. Beim Konsum von viel tierischem Eiweiß fängt IGF-1 an, die Teilungsgeschwindigkeit von Zellen zu erhöhen und die Entsorgung alter Zellen zu behindern. Beides fördert Krebs. Bei vermehrtem Konsum von tierischem Eiweiß, insbesondere Milch wird noch mehr von diesem IGF-1 produziert.

Alternativen:

Ziegenmilch und Ziegenkäse sind besser verträglich als Kuhmilch. Die Körperenzyme von Ziegen ähneln denen des Menschen weit mehr als denen von Kühen, deshalb wird Ziegenmilch sehr viel besser verdaut.

Auch Schafsmilch und deren Produkte sind eine gute Wahl. Als Milchersatz dienen Hafer-, Mandel-, Kokos-, Reisdrink oder ein Wasser-Sahne- Gemisch. Sojadrink ist nur bedingt zu empfehlen. Er enthält viele pflanzliche Östrogene und große Mengen an Purinen, die zu Harnsäure werden. Zu den pflanzlichen Kalziumlieferanten zählen grünes Gemüse, Beeren, Nüsse oder Trockenobst.

Zucker:

Zucker liefert deinem Körper nichts außer viele unnötige Kalorien. Bei Zuckerentzug leiden Menschen unter Kopfschmerzen und Reizbarkeit. Saccharose (Haushaltszucker) besteht aus Glukose und Fruktose. Diese Stoffe werden von deinem Körper unterschiedlich verarbeitet. Während Fruchtzucker über den Darm verdaut wird, wird Traubenzucker mithilfe des Hormons Insulin verwertet.

Gerät der Insulinhaushalt außer Kontrolle kann Diabetes entstehen. Auch jede Art von Kohlenhydraten beinhaltet Stärke. Das ist ebenfalls eine Form von Zucker. Im Verdauungsprozess wird Stärke zu Glukose zerlegt. Glukose ist der Brennstoff in unserem Körper.

Komplexe Kohlenhydrate enthalten reichlich Ballaststoffe wie zum Beispiel Vollkornprodukte oder Gemüse. Diese halten dich lange satt und versorgen deinen Körper mit Energie. Einfache Kohlenhydrate wie zum Beispiel aus Süßigkeiten bewirken, dass der Blutzuckerspiegel extrem schnell steigt und deinen Körper aus der Balance bringt.

Obst stellt eine Ausnahme dar, es besteht zwar aus Einfachzuckern, jedoch enthält es auch Ballaststoffe und daher lässt es, in Maßen und zur richtigen Tageszeit genossen, den Blutzuckerspiegel nicht zu schnell steigen.

Es ist bekannt, dass Tumorzellen sich von Zucker ernähren. Nicht zu vergessen ist auch, wo überall Zucker drinsteckt: in Saucen, Fertiggerichten, Konserven, Milchprodukten und vielem mehr.

Der Zuckergehalt eines Produktes ist für den Endverbraucher meist schwer zu erkennen. Auf dem Etikett steht oftmals Saccharose, Fruktose oder Laktose. Die gesundheitlichen Auswirkungen sind alle ähnlich. Es ist bewiesen, dass Zucker die Leistungsfähigkeit des Immunsystems beeinträchtigt. Das hat zur Folge, dass Bakterien, Viren und Pilze ein leichtes Spiel haben. Die Folge von dauerhaftem Zuckerkonsum ist eine Übersäuerung des Körpers.

Daraus resultiert ein Vitamin- und Mineralstoffmangel, da dein Körper auf seine Depots zurückgreifen muss, um die überschüssige Säure zu neutralisieren. Zucker kann aggressiv machen und wird mit ADHS bei Kindern in Zusammenhang gebracht. Durch zu hohen Zuckerkonsum können sich Kinder schlechter konzentrieren, sie werden nervös und unruhig.

Zudem schadet Zucker deiner Darmflora, das kann zu Blähungen und Verstopfungen führen. Isst du zu viel Zucker, kann dies zur Verzuckerung deines Hautgewebes führen. Die Zuckermoleküle heften sich dabei an deine Kollagenfasern im Gewebe an und sorgen für eine Verhärtung. Dadurch kommt es zum Verlust der natürlichen Elastizität.

Versteckte Namen für Zucker, Zuckeraustauschstoffe und Süßstoffe sind:

Rohrzucker, Fruchtzucker, Fruktose, Glukose, Glukosesirup, Laktose, Maltodextrin, Dextrose, Maltose, Saccharose, Acesulfam-K, Aspartam, Myclimate, Isomalt, Laktit, Maltit, Mannit, Neotam, Saccharin, Sorbit, Thaumatin etc.

Alternativen:

Verwende rohen Honig zum Süßen deiner Speisen. Achte darauf, dass der Honig wirklich roh ist. Frage einen Imker aus deiner Region, ob der Honig zum Abfüllen erwärmt oder bei Bienenstocktemperatur in Gläser gefüllt wird. In diesem Fall ist der Honig wirklich roh und ein sehr nährstoffreiches, antivirales und antibakterielles Superfood.

Aspartam:

Vorsicht, die meisten künstlichen Süßstoffe sind Neurotoxine da sie Aspartam enthalten. Diese können Neuronen und das Zentralnervensystem schädigen. Süßstoffe können unseren Darm und den gesamten Stoffwechsel negativ beeinflussen.

Salz:

Bitte vermeide den Verzehr von raffiniertem Salz (NaCl). Zuviel Salz steht in direkter Verbindung mit Bluthochdruck und macht müde. Es schwemmt den Körper auf und kann den Nieren schaden. Die überschüssige Gewebsflüssigkeit drückt auf alle inneren Organe des Körpers, die dadurch in ihrer Funktion beeinträchtigt werden können.

Alternativen:

Verwende deshalb lieber gutes Meer-, Stein- oder Himalayasalz. Daraus sind auch verschiedene Kräutersalze im Naturkostladen erhältlich.

Glutamat:

Glutamat ist Bestandteil zahlreicher Produkte und Restaurantessen. Es reichert sich normalerweise im Gehirn an, wobei es tief ins Gewebe gelangt.

Dort kann es zu Entzündungen und Schwellungen führen. Es ist dann besonders schädlich, wenn man an einer Erkrankung des Gehirns oder des Zentralnervensystems leidet.

Fertigprodukte:

Achtung die meisten Fertigprodukte enthalten künstliche Aromen, Geschmacksverstärker, Säuerungsmittel, Stabilisatoren, Emulgatoren und vieles mehr. Sie sind praktisch, mehr nicht!

Transfettsäuren:

Die sogenannten Transfettsäuren entstehen durch starkes Erhitzen von Fetten und stecken in verschiedenen verarbeiteten Lebensmitteln. Transfette erhöhen den schlechten Cholesterinwert im Blut, und das zum Nachteil des guten Cholesterins. Dadurch steigt unter anderem das Entzündungsrisiko im Körper.

Zu viel tierisches Eiweiß:

Bei der Verdauung von tierischem Eiweiß bilden sich in deinem Körper allerhand Abfallprodukte wie Harnsäure und Purine. Diese Giftstoffe gelangen über den Darm in deinen Blutkreislauf.

Auch die Leber ist im Stress, da diese mit all den Mengen an Harnsäure fertig werden muss, die bei der Verdauung von tierischem Eiweiß anfallen. Die Leber ist für den Fettstoffwechsel und die Entgiftung deines Körpers zuständig. Wie wir bereits festgestellt haben, ähneln Menschen Pflanzenfressern. Der Verdauungstrakt ist darauf ausgelegt, einen Nutzen aus Aminosäuren, Mineralstoffen und anderen pflanzlichen Nährstoffen zu ziehen. Das zeigt auch ein Vergleich mit der Tierwelt.

Unsere Zähne sind zum Zermahlen von Pflanzen geschaffen und unser Darm ist meterlang, damit die Nahrung lange im Darm verweilt, um all die Nähr- und Mineralstoffe herauszuziehen.

Bleibt Fleisch allerdings zu lange im Darm beginnt es zu faulen. Der Gorilla ist dem Menschen sehr ähnlich, und wovon ernährt er sich? Ja, von Pflanzen! Er ist das stärkste Tier der Welt und deckt seinen gesamten Eiweißbedarf mit Aminosäuren aus den Pflanzen ab. Und er ist ja nun wirklich ein Muskelpaket!

Der Tiger hingegen hat scharfe, spitze Fangzähne und verfügt über ein Enzym zur Aufspaltung von Harnsäure und zur Verdauung von tierischem Eiweiß. Er ist ein Fleischfresser! Sein Darm ist kurz und darauf ausgelegt Abfallstoffe schnell wieder auszuscheiden. Fällt dir da was auf?

Fakt ist, dass du deinen Alterungsprozess verlangsamen kannst, wenn du deinen Konsum von tierischem Eiweiß einschränkst und stattdessen mehr pflanzliche Lebensmittel zu dir nimmst. Fleisch ist sehr fettreich und damit eine Belastung für deine Leber. Im Fleisch stecken viele Hormone, Antibiotikarückstände, Adrenalin, Schwermetalle und andere Belastungen. Besonders der Verzehr von rotem Fleisch erhöht nachweislich die Gefahr für die Entstehung von Krebs und Herz- Kreislauf- Erkrankungen. Unser Körper findet in Obst, Gemüse und Salat alle Vitamine, Mineralstoffe, Proteine (Eiweiß), Aminosäuren, Enzyme, Kohlenhydrate und Fettsäuren, die er braucht.

Der deutsche Arzt Prof. Dr. med. Lothar Wendt (1907-1989) konnte anhand jahrelanger Untersuchungen nachweisen, dass eine eiweißüberschüssige Nahrung vom Körper nicht vollständig verstoffwechselt werden kann und deshalb im Körper eingelagert wird, und zwar als Erstes in den Kapillaren und dann in den größeren Blutgefäßen.

Der Körper kann dieses Überangebot nicht verwerten. Er lagert es in der Basalmembran, die die Kapillare umgibt, ein. Dadurch wird der Stoffaustausch zwischen Blutkapillaren und Gewebe durch die zunehmende Verdickung der Basalmembran immer mehr behindert und schließlich ganz unmöglich.

Mit der Zeit entsteht ein Nährstoff- und Sauerstoffmangel, der zu Energiemangel der Zelle und somit zu Leistungsschwäche und Krankheit führt.

Krankheit ist also eine Überladung des Bindegewebes mit Ablagerungen aller Art, wodurch der Abtransport der Stoffwechselschlacken behindert wird, was zu einer zunehmenden Rückvergiftung und infolgedessen zu einer Mangelversorgung der Zellen führt.

Meine Empfehlung:

Versuch deinen Fleischkonsum auf zwei- bis dreimal (max. 500 g, davon max. 300 g rotes Fleisch) wöchentlich zu reduzieren. Kauf kein abgepacktes Billigfleisch. Bevorzuge Bio-Fleisch aus artgerechter Haltung direkt vom Erzeuger. Tiere von der Weide aus Freilandhaltung, die natürliche Lebensmittel gefressen haben, sind zu bevorzugen.

Nitrite:

Zahlreiche verarbeitete Fleischerzeugnisse (z. B. gepökeltes Fleisch) enthalten gesundheitsschädliche Nitrite.

Diese Salze sollen das Fleisch haltbar machen, indem sie Bakterien abtöten. Sie stehen unter Verdacht, Krebs im Verdauungstrakt auszulösen. Bitte beachte beim Einkauf die Zutatenliste!

Lektine:

Lektine fungieren als Abwehrstoffe von Pflanzen gegen Fraßfeinde. Wenn Tiere sie in zu großen Mengen verzehren, vertragen sie diese nicht. Der menschliche Körper kann zwar in geringen Mengen damit umgehen und diese abbauen, jedoch stellen größere Mengen Stress für unser Immunsystem dar.

Sie sind vor allem in so genannten Nachtschattengewächsen wie Tomaten, Auberginen, Paprika oder auch in Hülsenfrüchten, wie Kichererbsen oder Bohnen enthalten.

Fisch aus Aquakultur:

Fische aus Aquakultur werden von ihren Züchtern mit Antibiotika und ihr Wasser mit Chemikalien behandelt. Da die Fische in sehr engen Anlagen gezüchtet werden, fördert das unter anderem Algen und Parasiten.

Zu empfehlen sind Wildformen wie Lachs, Heilbutt oder Schellfisch. Doch denk immer daran, mittlerweile sind fast alle Fischarten mit Quecksilber belastet, besonders Schwertfisch und Thunfisch.

Eier:

Eier sind säureüberschüssig und enthalten große Mengen an Schwefelsäure.
Kauf nur Bio-Eier, diese haben weniger antibiotikaresistente Keime und wurden von glücklichen, freilaufenden Hühnern gelegt.

Die falschen Öle:

Verwende zum Braten niemals kaltgepresstes Pflanzenöl! Je mehr ungesättigte Fettsäuren ein Öl enthält desto hitzeempfindlicher ist es. Beim Erhitzen entstehen gefährliche Transfettsäuren. Verwende für Salate native kaltgepresste Öle wie z. B. Leinöl, Hanföl oder Olivenöl.

Zum Dünsten von Gemüse kannst du zum Beispiel Olivenöl nutzen. Zum Braten bei heißen Temperaturen können Kokosfett, Kokosöl, Palmöl und Bratöle aus biologischer Herkunft verwendet werden.

Koffein:

Zu viel Koffein durch Kaffee, schwarzen Tee oder Energy Drinks regt die Ausschüttung der Stresshormone Cortisol und Adrenalin an. Es lässt dein Herz schneller schlagen und erhöht den Puls, auch der Blutdruck kann dadurch steigen. Zudem verengt es deine Blutgefäße im Gehirn. Kaffee und Schwarztee fördern die Insulinresistenz an deinen Körperzellen. Ein bis zwei Tassen Kaffee oder Schwarztee pro Tag sind in Ordnung. Von Energy Drinks lass lieber generell die Finger. Übrigens Kaffee hat einen pH-Wert von 2,2 und Cola von 2,0 sie sind also extrem säurebildend! Trink am besten entkoffeinierten Bio-Kaffee.

Alkohol:

Regelmäßiger Alkoholgenuss zersetzt Zellen und schädigt den Herzmuskel, die Bauchspeicheldrüse und die Leber. Er erhöht zudem das Risiko für zahlreiche Krebsarten und belastet die Leber.

Rauchen:

Mit jedem Zug an einer Zigarette entstehen 100.000 freie Radikale im Körper. Diese schädigen Zellen und Organe unseres Körpers.
Diese freien Radikale gelangen mit dem Rauch in die Lunge und von dort in die Blutbahn, wo sie Gefäßwandschäden verursachen.

Deshalb bekommen viele Raucher Arteriosklerose und entwickeln Durchblutungsstörungen in den Füßen und Beinen. Rauchen erhöht das Herzinfarktrisiko. Und bitte bedenke, Raucher sterben im Schnitt sieben Jahre früher!

Die falsche Garmethode:

Das Erhitzen deiner Speisen über 42 Grad zerstört die Vitamine und Enzyme in deinem Essen. Durch schonendes Dünsten und Dampfgaren bleiben die Vitamine im Essen erhalten.

Dünsten: Ein wenig Wasser oder Brühe in einen Topf geben, Gemüse rein, Deckel drauf und Hitze runter. Dampfgaren ist noch schonender.

Mikrowelle:

Die Mikrowelle sendet Strahlen aus, die für den Menschen gefährlich sind. Zudem werden wertvolle Vitamine zerstört. Deshalb solltest du lieber auf eine Mikrowelle verzichten.

Was genau ist nun eigentlich "gesunde Ernährung"?

Nun, es ist letztendlich eine Ernährungsform, die deinem Körper gibt, was er braucht. Mit dieser Ernährungsweise wirst du idealerweise wieder gesund, wenn du krank bist, und falls du gesund bist, bleibst du das auch bis ins hohe Alter. Es gibt zahlreiche Konzepte und Ansätze für die ideale Ernährung, aber im Grunde genommen, kommt es immer darauf an, wo du stehst und welche Ziele du hast. Möchtest du deine Energie zurückgewinnen oder einfach nur abnehmen oder bist du vielleicht schon krank? Bist du ein guter oder ein schlechter Entgifter? Leidest du an Allergien oder Unverträglichkeiten?

Wichtig ist auch zu beachten, dass es bei einer gesunden Ernährung mehrere Faktoren zu berücksichtigen gilt. Es beginnt mit der richtigen Wahl der Lebensmittel, hinzukommt, dass diese richtig kombiniert und zu welchem Zeitpunkt sie gegessen werden, in welcher Menge und in welcher Geschwindigkeit. Ernährung ist sehr individuell und bedarf einer genauen Analyse um herauszufinden, was du im Moment brauchst und was dir guttut.

Das sind zunächst sehr viele Dinge und Regeln, die es zu beachten gilt, aber keine Angst, Rom wurde auch nicht an einem Tag erbaut. Alles kann, nichts muss! Mach einen Schritt nach dem anderen und ändere nach und nach deinen Lebensstil. Probier es einfach mal 21 Tage aus und schau wie du dich dabei fühlst. Wahrscheinlich bist du so begeistert, dass du diesen Lebensstil für immer beibehalten willst. Falls nicht, hast du zumindest einiges zum Positiven verändert.

Die 70:30 Regel ist für eine langfristige Ernährungsumstellung sehr gut geeignet. Dabei sollten 70 % der Ernährung basisch, frisch, saisonal, lokal, Bio und gesund sein und 30 % darfst du säureüberschüssig essen. Wenn du dann noch die richtigen Lebensmittelkombinationen beachtest, bist du schon auf einem guten Weg.

Wichtig ist, dass du ein Ernährungskonzept verfolgst, das langfristig und kontinuierlich durchführbar ist. Also mach keine Diät mit Jo-Jo-Effekt, sondern ändere deinen Lifestyle! Wenn du abnehmen möchtest, empfehle ich dir, nur dreimal täglich zu essen, ohne Zwischenmahlzeiten. Zusätzlich kannst du zwei- bis dreimal wöchentlich Intervallfasten machen. Vergiss nicht: ein Kilogramm Fett sind 7.000 kcal. Gib dir also Zeit für deine Ernährungsumstellung und du wirst dauerhaft Gewicht verlieren und dich viel besser fühlen.

Turbos für deine Gesundheit

Obst:

- Ist der Reiniger des Körpers
- Liefert dem Gehirn Glukose
- Tötet Viren und Bakterien
- Hilft der Darmgesundheit und dem Immunsystem

Besonders zu empfehlen sind:

Äpfel (rot):

- Wirken antientzündlich
- Stärken und reinigen den Darm
- Schützen die Leber

Bananen:

- Sind reich an Mineralien und Spurenelementen
- Haben hohe antivirale Eigenschaften
- Stabilisieren den Blutzucker
- Wirken beruhigend und schlaffördernd

Rote Drachenfrucht:

- Enthält Eisen, Kalzium und Phosphor
- Ist wichtig für die Blutbildung von Knochen und Zähnen
- Enthält Vitamin E und Vitamin C

Melonen:

- Liefern so viele Enzyme, dass der Körper kaum Verdauungsarbeit leisten muss
- Helfen mit wertvollen Elektrolyten dem Nervensystem
- Wirken wie eine innere Nährstoffinfusion

Papaya:

- Ist die wichtigste Frucht bei Problemen mit Magen und Darm
- Hilft bei Akne, Psoriasis und Ekzemen
- Verjüngt die Haut
- Eine der nährstoffreichsten Früchte der Welt

- Hoher Anteil an Beta-Carotin

Mango:

- Unterstützt einen tiefen Schlaf
- Ist besonders hilfreich in stressigen Phasen
- Hilft sehr gut bei allen Themen rund um den Blutzucker

Wilde Blaubeeren:

- Haben die stärkste Konzentration an Antioxidantien
- Versorgen und schützen das Gehirn und Nervensystem
- Unterstützen die Leberreinigung
- Stärken den Verdauungstrakt

Datteln:

- Reich an Antioxidantien
- Liefern der Leber wertvolle Glukose
- Besitzen fast 70 bioaktive Mineralstoffe

Grünes Blattgemüse und Gemüse (z. B. Grünkohl, Rucola, Salat, Spinat, Gurken, Brokkoli, Mangold etc.):

- Höchste Nährstoffdichte
- Voll mit basisch wirkenden Mineralien
- Enthalten sehr viel Chlorophyll und Aminosäuren

- Reinigen und regenerieren die Zellen
- Reinigen Magen und Darm
- Neutralisieren Säuren im Körper
- Enthalten wertvolle Mineralsalze für Gehirn und Nervensystem
- Besitzen die höchsten bioverfügbaren Proteine der Welt!

Iss so viel grünes Blattgemüse wie möglich. Es enthält Chlorophyll. Mit Chlorophyll kannst du innerhalb weniger Wochen dein Blut in Spitzenqualität verwandeln!

Staudensellerie:

- Wirkt sehr entzündungshemmend
- Spült Pathogene und Toxine aus dem Körper
- Stärkt gute Bakterien im Darm
- Alkalisiert den Körper wie kein anderes Mittel
- Enthält wichtige Mineralsalze in idealer Zusammensetzung
- Harmonisiert die Magensäureproduktion
- Fördert die Gallensaftproduktion
- Reinigt die Leber

Gurken:

- Hydrieren den Körper
- Kühlen eine überarbeitete, überhitzte Leber
- Stärken überlastete Nebennieren und Nieren
- Besitzen über 50 wertvolle Mineralien und viele weitere Nährstoffe

Sprossen:

- Nach der Yogalehre gelten Sprossen als das Lebensmittel mit dem höchsten Prana (Lebensenergie)
- Gelten als vollwertiges Lebensmittel
- Enthalten sehr viel Chlorophyll
- Zählen in der Naturheilkunde zu den besten Heil-Nahrungsmitteln
- Hoher Proteingehalt

Gerstengrassaftpulver:

- Eines der nährstoffreichsten Lebensmittel in der Natur
- Reich an Vitaminen A, C, B und den Mineralstoffen Eisen, Kalzium, Kalium, Magnesium und Phosphor
- Reich an resorbierbarem Protein

- Enthält 20 Aminosäuren einschließlich der acht essenziellen
- Enthält viele Enzyme, die den reibungslosen Abbau von Fetten unterstützen und damit das Körpergewicht ausbalancieren
- Reich an Chlorophyll, hemmt Wachstum von Krankheitsbakterien
- Erhöht Energie
- Verbessert die Gesundheit von Haut, Haaren und Nägeln
- Unterstützt die Zirkulation des Lymphsystems
- Unterstützt das Immunsystem
- Enthält Mineralstoffe, Spurenelemente, Vitamine, Chlorophyll und Antioxidantien
- Zieht Schwermetalle aus Milz, Darm, Bauchspeicheldrüse und Fortpflanzungssystem
- Reguliert Säure-Basen-Haushalt
- Unterstützt den Darm
- Glutenfrei

Spirulina:

- Verlangsamt den Alterungsprozess
- Stärkt das Immunsystem
- Hat rund 60 % Eiweiß

- Enthält alle acht essenziellen Aminosäuren
- Jungbrunnen für den Körper
- Voll mit Vitaminen und Mineralstoffen
- Enthält Gamma-Linolensäure, B-Vitamine, Omega-3 -Fettsäuren und Enzyme
- Beste Quelle für Beta-Carotin
- Reich an Eisen, Magnesium und Spurenelementen
- Guter Ersatz für Fleisch und Milchprodukte
- Aufbau einer guten Darmflora wird unterstützt
- Entgiftungsmittel, um Giftstoffe aus dem Körper zu entfernen
- Wichtig für die Entfernung von Schwermetallen (Quecksilber, Blei, Kupfer, Aluminium, Kadmium) aus der Leber, dem Fortpflanzungssystem, der Schilddrüse und dem Gehirn
- Hilft dem zentralen Nervensystem und beim Wiederaufbau des Gehirngewebes
- Hilft beim Wachstum neuer Neuronen
- Hilft bei der Stabilisierung des Blutzuckerspiegels
- Steigert die Ausdauer von Sportlern
- Trägt zum Muskelaufbau bei
- Dämmt Hungergefühl
- Unterstützt die Leberfunktionen
- Beugt Herz-Kreislauf-Erkrankungen vor
- Bestes Proteinpulver

- Am einfachsten verdauliches Proteinpulver
- Vollwertvitamin sowie Mineral und Proteinpulver in einem

Spirulina aus Hawaii ist aufgrund der Alleinlage der Inseln mitten im Pazifik ein besonders schadstoffarmes Produkt. Es hat außerdem durch das Vulkangestein eine besonders hohe Nährstoffdichte!

Korianderblätter:

- Stimulieren die Verdauung, insbesondere die Funktion der Leber und des Darms
- Besitzen antibakterielle Eigenschaften
- Koriander gilt als bester Schwermetallentgifter, erreicht schwer zugängliche Stellen und extrahiert sehr altes Schwermetall.
- Haben sehr viele Antioxidantien

Bitterstoffe:

- Unterstützen den Magen, die Leber, Gallenblase und Bauchspeicheldrüse
- Regen den Speichelfluss und die Ausschüttung der Verdauungssäfte an

- Können Säureblocker ersetzen, und sind gut gegen Heißhungerattacken
- Sind unter anderem in Chicorée, Rosenkohl, Rucola, in der Artischocke oder im Löwenzahn enthalten

Ingwer:

- Schmerzlindernde Wirkung (Muskel-, Gelenk- und Nervenschmerzen)
- Entzündungshemmend
- Hilft bei Übelkeit und Verstopfung

Knoblauch:

- Natürliches Antibiotikum
- Entzündungshemmend
- Hilft bei Candida und Herpes

Kurkuma:

- Wirkt gegen Entzündungen
- Reduziert Auswirkungen von oxidativem Stress
- Wirkt antibakteriell und antiviral

- Kann Zellheilung beschleunigen und Angriffe freier Radikale reduzieren

Aloe Vera:

- Entzündungshemmend
- Lindert Verbrennungen (Sonnenbrand) oder Verletzungen
- Hilft gegen Viren, Bakterien, Pilze, Parasiten
- Wirkt wie eine Darmspülung

Honig:

- Wirkt gegen Viren, Bakterien, Pilze und Pathogene
- Unterstützt und stärkt dein Immunsystem
- Hat antientzündliche Eigenschaften
- Enthält über 200.000 wertvolle Inhaltsstoffe

Kartoffeln:

- Enthalten sehr viele Nährstoffe (besonders in der Schale)
- Stabilisieren deinen Blutzucker
- Enthalten wertvolle Aminosäuren (L-Lysin)
- Haben antivirale und antibakterielle Eigenschaften

Süßkartoffeln:

- Enthalten viel Vitamin A und Beta-Carotin
- Sind gut für deine Sehkraft und deine Haut
- Enthalten Antioxidantien und Ballaststoffe
- Regulieren den Blutzuckerspiegel

Kürbisse:

- Vitalstoffwunder
- Super bei Prostatabeschwerden
- Enthalten viel Beta Carotin
- Die meisten Sorten sind sehr kalorien- und fettarm

Avocado:

- Super Quelle für gesunde Fette
- Hat viele Nährstoffe und Antioxidantien wie Folsäure, Omega-3- Fettsäuren, Magnesium, Kalium und Ballaststoffe
- Reich an Vitamin A, C, D, E, K und B-Vitaminen, gute Kupfer-, Mangan- und Eisenquelle

Glutenfreie Getreidepflanzen:

Hirse:

- Hoher Gehalt an hochwertigem Eiweiß, Silizium, Eisen und B-Vitaminen
- Gehört zu den Süßgräsern
- Silizium ist super für Haut, Haare und Nägel
- Hat einen sehr milden Geschmack

Buchweizen:

- Hoher Gehalt an gut verwertbarem Eiweiß, Kalium, Eisen, B-Vitaminen, Rutin (wirkt positiv auf Blutgefäße)
- Schmeckt kräftig-würzig

Quinoa:

- Enthält sehr viel hochwertiges Eiweiß (essenzielle Aminosäure Lysin)
- Überdurchschnittlich viel Kalium, Magnesium und Eisen

Amarant:

- Gehört zu den Fuchsschwanzgewächsen
- Ist leicht verdaulich und enthält hochwertige Aminosäuren (essenzielle Aminosäure Lysin)

- Enthält Fettsäuren und Mineralstoffe, besonders Kalzium, Magnesium und Eisen
- Amarant ist bei Vegetariern, Veganern und Sportlern sehr beliebt

Smoothies und frisch gepresste Säfte:

Trink täglich frisch gepresste Smoothies. Sie enthalten besonders viele Vitamine, basische Mineralstoffe, Spurenelemente, Enzyme und sekundäre Pflanzenstoffe.

- Regulieren den Stoffwechsel
- Hervorragend für die Darmflora und die Verdauung
- Bringen Säure-Basen-Haushalt ins Gleichgewicht
- Verbessern das Blutbild
- Versorgen Zellen mit Sauerstoff
- Wirken Magnesiummangel entgegen
- Entgiften die Leber
- Regen die Selbstheilungskräfte an
- Sorgen für ein schönes, strahlendes Hautbild
- Sind Bestandteil einer aktiven Gesundheitsvorsorge

Heißes Zitronenwasser:

Kurbelt deinen Stoffwechsel an und ist sehr hydrierend. Trink morgens nach dem Aufstehen auf nüchternen Magen heißes Zitronenwasser. Das ist gut für deine Leber, die über Nacht ganze Arbeit geleistet hat. Du unterstützt sie damit Gifte und Toxine heraus zu spülen.

Gurkensaft:

Frisch gemixter Gurkensaft ist voll mit Vitaminen und Mineralstoffen. Er eignet sich perfekt zur Hydrierung deines Körpers. Auch zur Unterstützung einer Entgiftung, bei Übersäuerung und Sodbrennen ist er bestens geeignet.

Ideen für pflanzliche Eiweißquellen:

Quinoa, Amaranth, Buchweizen, Hanfsamen, Hirse, Spirulina, Hülsenfrüchte (Erbsen, Linsen, Bohnen, Kichererbsen), Süßlupine, Sojabohnen und deren Erzeugnisse (Miso, Tempeh, Tofu), Nüsse, Mandeln, Samen, Sojajoghurt, Sojaquark, Sojamilch, Sojaschnetzel, pflanzliches Eiweißpulver.

Hilfreiche Nahrungsergänzungsmittel

Flüssiges B12 (80 % Methylcobalamin, 20 % Adenosylcobalamin)

- Unterstützt das Nerven- und Immunsystem
- Wichtig für die Leber
- Ist an der Blutbildung, der Zellteilung sowie der Bildung und Regeneration der Nervenzellen beteiligt
- Trägt zur Entgiftung und zum Abbau von Homocystein (Stoffwechselprodukt, das die Blutgefäße angreift und zu Arteriosklerose führen kann) bei
- Wichtig für Veganer

Flüssiges ionisches Zink (Zinksulfat):

Aufgrund des hohen Kupfergehalts aus Pestiziden und Herbiziden ist in unseren Böden kaum noch Zink enthalten. Deshalb fehlt dieses wichtige Spurenelement in unserer Ernährung.
Diabetiker haben oft zu niedrige Zinkwerte. Steht es ausreichend zur Verfügung, optimiert es im Körper die Insulinwirkung.

- Stärkt das Immunsystem
- Wirkt als Antioxidans
- Fördert Kollagen- und Zellbildung

L-Lysin:

- Reduziert die Bewegungsfähigkeit von Viren wie EBV (Epstein-Barr-Virus) und sorgt somit für die Senkung der viralen Last
- Ist antientzündlich und gut für das zentrale Nervensystem

Vitamin C/Ester-C:

- Immunstärkend
- Stärkt die Nebennieren
- Wird als Ester-C in guter Qualität empfohlen
- Zement der Gefäße
- Starkes Antioxidans, wirkt entzündungshemmend und stärkt das Immunsystem
- Stimuliert die Bildung von Bindegewebe, Knochen und Zähnen

OPC:

- Verstärkt den antioxidativen Effekt von Vitamin C
- Gehört zu den stärksten Antioxidantien
- Hilft, wie Vitamin C, die Adern frei zu halten

Q10 (Ubiquinol):

- Steuert die Energiegewinnung aus Sauerstoff in den Zellen
- Verbessert eine eingeschränkte Herzleistung
- Fördert die Zellgesundheit durch die Reduktion von oxidativem Stress

Vitamin A (Retinol):

- Wesentlich am Wachstum der Zellbildung beteiligt
- Wichtig für Augen, Haut, Knochen und Zähne
- Wertvolles Antioxidans

Omega-3 (pflanzlich):

- Wirkt entzündungshemmend und ist gut für den Zellstoffwechsel
- Regt die Fettverbrennung an und hilft bei der Entgiftung fettlöslicher Toxine

Ausschließlich Produkte aus Algen sind empfehlenswert. Fischöl enthält giftiges Quecksilber. Es sei denn es wurde davon gereinigt.

Probiotika:

- Helfen Krankheitserreger im Magen-Darm-Trakt zu bekämpfen
- Stärken die natürliche Barrierefunktion des Darms und unterstützen dadurch die Gesunderhaltung der Nervenzellen

Du bekommst die wertvollsten Probiotika auf der Erde von frisch gepflücktem, ungespritztem, biologisch angebautem Obst und Gemüse, das nicht intensiv gewaschen wurde, oder von selbstgezogenen Sprossen und Wildkräutern. Trotzdem solltest du täglich ein Probiotikum einnehmen.

Magnesium:

- Magnesium ist das Salz der inneren Ruhe
- Der Stoffwechsel kann ohne diesen Mineralstoff nicht funktionieren
- Spielt bei über 300 Enzymreaktionen eine Rolle und ist am Energiestoffwechsel beteiligt
- Wichtig für Knochen- und Muskelfunktionen

Selen:

- Baustein wichtiger Radikalfänger
- Blockiert krebserregende Metalle

- Mineralstoff für Abwehrkräfte und Nervensystem
- Hilft, das Immunsystem zu stärken und Zellschäden zu verhindern

Aminosäuren:

- Aminosäuren sind die Grundbausteine des Lebens
- Der menschliche Organismus besteht aus 20 bekannten Aminosäure Verbindungen, acht davon sind essenziell. Das bedeutet, du musst sie regelmäßig über die Ernährung zu dir nehmen, da dein Organismus sie nicht selbst herstellen kann.

Map:

Ideales menschliches Aminosäureprofil. Es handelt sich um ein Nahrungsergänzungsmittel, das die lebensnotwendigen essenziellen Aminosäuren in einem perfekt abgestimmten Verhältnis enthält.

Wurzelkraft:

- 100-Pflanzen-Feingranulat aus kontrolliert ökologischem Anbau

- Schützt vor Nährstoffmangel
- Es sind zahlreiche hochwertige Mineralstoffe, Vitamine, sekundäre Pflanzenstoffe, Bitterstoffe und essenzielle Aminosäuren in optimaler Bioverfügbarkeit enthalten
- Unterstützt besonders die Organe, das Blut, die Nerven, das Immunsystem, die Knochen und Gelenke sowie Haut, Haare und Nägel
- Idealer Unterstützer einer basischen Lebensweise

Wichtige Nahrungsergänzungsmittel für Raucher:

Beta-Carotin, Vitamin C, Vitamin E, Selen, Zink, Folsäure, Vitamin B12

So kannst du dein Immunsystem zusätzlich unterstützen:

Vitamin C, A, D, Zink, Selen, Omega 3, L-Lysin

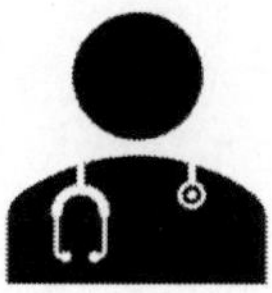

Bitte besprich die Einnahme von Nahrungsergänzungsmitteln immer mit deinem Arzt, Heilpraktiker oder Ernährungsberater!!!

Schritt 3: Detox – Entgifte dein Leben und deinen Körper

Detox your life

Vermeide Plastik:

Kauf dein Wasser in Glasflaschen und nicht in Plastikflaschen. Es ist eindeutig wissenschaftlich bewiesen, dass PET-Flaschen hormonell wirksame Substanzen, sowie potenziell gesundheitsschädliche und krebserzeugende Stoffe enthalten.

Diese können zu ernsthaften und schweren Erkrankungen führen und stehen immer mehr im Verdacht, zahlreiche Beschwerden auszulösen. Auch dein Obst und Gemüse solltest du frisch und unverpackt kaufen. Bewahr deine Speisen nicht in Vorratsdosen aus Plastik auf, sondern nutze stattdessen lieber Porzellan- oder Glasdosen.

Lass dein Trinkwasser testen:

Bevor du dein Leitungswasser täglich trinkst, solltest du die Wasserqualität testen lassen. Obwohl unser Leitungswasser der Trinkwasserverordnung unterliegt, gibt es doch immer wieder Berichte über Schadstoffbelastungen im Trinkwasser.

Leider gelangen zahlreiche chemische Stoffe in unser Grundwasser und somit auch ins Trinkwasser.

Nach der Trinkwasserverordnung werden lange nicht alle schädlichen Substanzen im Wasser geprüft. Selbst auf den letzten Metern bis zum Wasserhahn kann es noch mit Blei durch veraltete Leitungssysteme oder Keimen verunreinigt werden. Du kannst die Wasserqualität in einem Labor testen lassen.

Verwende keine Konserven:

Im Kunststoffüberzug von Konservendosen aus Blech können gesundheitsschädliche Stoffe stecken, die an die konservierten Lebensmittel abgegeben werden.

Zum Beispiel steht Bisphenol A unter dem Verdacht, Erkrankungen des Hormonsystems sowie des Herz-Kreislauf- und Nervensystems auszulösen. Zudem sind in Konserven Konservierungsmittel, Salz und Zucker enthalten.

Achte auf die Inhaltsstoffe in den Kosmetikprodukten:

Achte bei deinen Kosmetikprodukten auf die Inhaltsstoffe. Mineralöle, Paraffine, synthetisches Glycerin, Parabene, Silikone oder Weichmacher kommen sehr häufig vor.

Inzwischen gibt es gute Apps (CodeCheck, ToxFox etc.) um die Inhaltsstoffe schnell zu prüfen. Denk daran, dass du alle Wirkstoffe über die Haut aufnimmst, nicht nur die guten!

Kosmetika mit Triclosan:

Laut einem Bericht im Focus online über krankheitserregende Chemikalien zählt das antibakterielle Konservierungsmittel Triclosan, das in manchen Flüssigseifen, Zahnpasten oder Deodorants steckt, zu den umstrittensten Chemikalien.

Es gelangt in Blut und Muttermilch, soll Spermien schädigen, Brustkrebs begünstigen und Antibiotikaresistenzen auslösen. Rund 200 Wissenschaftler forderten im Sommer 2017, den Einsatz dieses Keimkillers in Kosmetika weltweit zu verbieten.

Raumsprays:

Lufterfrischer enthalten viele Chemikalien, etwa aliphatische Kohlenwasserstoffe, Tenside und Duftstoffe. Bei intensivem Gebrauch drohen Kopfschmerzen, gereizte Schleimhäute und Allergien. Tipp: Lieber lüften!

Verwende Deo ohne Aluminium:

Durch die Verwendung von Deo mit Aluminium greifst du in die Entgiftungsprozesse deines Körpers ein, da deine Achselhöhle zum Ausscheiden von Schadstoffen genutzt wird. Durch die Verwendung von Antitranspirantien wird die Schweißbildung reduziert, so dass dein Körper über die Achselhöhle weniger ausscheiden kann. Zudem kann es allergische Reaktion hervorrufen. Seit Jahren wird vermutet, dass Aluminium ein Risikofaktor für Brustkrebs sein könnte, zudem wird es immer wieder mit Alzheimer in Zusammenhang gebracht.

Weitere Aluminiumquellen im Haushalt sind zum Beispiel Alufolie, Aluschalen, Kaffeekapseln, Töpfe und Pfannen.

Bitte beachte, dass die Beschichtung von Teflonpfannen den Kunststoff PTFE (Polytetrafluorethylen) enthält. Sind diese Pfannen beschädigt, kann sich PTFE ablösen und in dein Essen gelangen.

Verwende keine Zahnpasta mit Fluorid:

In den letzten Jahren nahmen die Hinweise und Beweise zu, dass Fluoride gesundheitsschädlich sind. Das angesehenste Medizinjournal überhaupt, „The Lancet", hat Fluorid als Neurotoxin (Nervengift) eingestuft. Damit steht es in der gleichen Kategorie wie Blei, Arsen und Quecksilber.

Viele Kinder erleiden neurologische Entwicklungsstörungen, die durch solche Neurotoxine verursacht werden. Zahlreiche Zahnpasten enthalten Fluorid. In manchen Ländern wird Fluorid sogar dem Trinkwasser zugesetzt. Und vergiss nicht, das Weglassen von Zucker ist der beste Kariesschutz!

Elektrosmog:

Handys und Sendeanlagen strahlen bevorzugt hochfrequente, elektromagnetische Strahlung aus. Hochspannungsleitungen, Bahnleitungen oder Haushaltsgeräte strahlen niederfrequent. Das beeinflusst unter anderem das Immunsystem, das Hormonsystem und den Schlaf-Wach-Rhythmus. Die Folgen sind Kopfschmerzen, Schwindel, Konzentrationsschwäche, Herzrhythmusstörungen und vieles mehr.

Eine erhöhte Krebsgefahr durch Handystrahlen ist längst nicht mehr ausgeschlossen. Versuch deshalb, wenn möglich unnötige Strahlenquellen zu vermeiden. Lass deinen Schlafplatz am besten von einem Baubiologen untersuchen.

Das gilt besonders für Menschen, die sich als „elektrosensibel" bezeichnen. Platziere zum Beispiel keinen Radiowecker neben dem Kopf, keine Schnurlos-Telefone oder Fernseher im Schlafzimmer.

Bitte überfrachte das Kinderzimmer auf keinen Fall mit Elektrogeräten und versuch längere Handytelefonate mit Headset zu führen, damit das Gerät nicht so nah am Kopf ist.

Die Bildschirmzeit am Handy sollte zwei Stunden generell nicht übersteigen.

Blaulicht:

Im Schnitt verbringen wir 80 % in geschlossenen Räumen. Deshalb leiden wir unter einem Sonnenlichtmangel, der sich in Konzentrationsschwäche, Müdigkeit, Sehkraftschwäche, Depressionen oder Kopfweh äußern kann. Wir verbringen viele Stunden vor dem Computer und in dämmrigem Kunstlicht.

Vermeide deshalb in deinem Alltag zu viel Blaulicht. Typische Blaulichtquellen sind Computer, Handys oder Fernseher. Aber auch Energiesparlampen, Leuchtstoffröhren oder LED-Beleuchtung enthalten zu viel blaue Wellenlängen. Dieses Licht kann deine Augen schädigen, und durch die Unterdrückung der Melaninproduktion deinen Schlaf negativ beeinträchtigen. Lade dir die kostenfreie App f.lux auf deinen Computer. Damit kannst du den Blaulichtanteil gegen Abend automatisch herausnehmen lassen.

Zudem sind beim Optiker Blue-blocker-Brillen erhältlich, die die blauen Lichtfrequenzen herausfiltern. Das sogenannte Bio-Licht entspricht zu 90 % dem natürlichen Sonnenlicht. Es versorgt uns auch mit essenziellen UV-A- und UV-B-Anteilen.

Das wirkt sich ausgleichend auf den Stoffwechsel, Blutdruck und die Drüsenfunktionen aus. Zudem reguliert es den Blutzuckerspiegel. Die Vitamin- D-Synthese wird ebenfalls angeregt. Es verlangsamt die Bildung von Melatonin und verbessert dadurch Konzentration und Merkfähigkeit.

Zudem regt es die Ausschüttung des Gute-Laune-Neurotransmitters Serotonin an. Deshalb solltest du zumindest am Arbeitsplatz über Bio-Licht nachdenken.

Zahngifte:

Falls du noch Amalgamfüllungen im Mund hast, bedenke bitte, dass Amalgam eine Legierung aus Kupfer, Zinn, Silber und Quecksilber ist. In Deutschland muss Amalgam als Sondermüll entsorgt werden! Fachleute schließen nicht aus, dass Quecksilber möglicherweise an der Entstehung von Krebs, Gelenkleiden und Autoimmunerkrankungen beteiligt ist.

Auch wurzelbehandelte Zähne können gesundheitliche Probleme verursachen. Da diese Zähne „tot" sind, werden sie von anaeroben, pathogenen Bakterien besiedelt, die das verbleibende organische Gewebe zersetzen und schädliche Stoffwechselprodukte (Toxine) absondern. Zudem können entzündete Zähne das Herz- Kreislauf-System belasten.

Chemikalien:

Bestimmte Gifte im Alltag können die Haut reizen, Allergien verursachen, die Fruchtbarkeit hemmen und sogar Krebs auslösen, zum Beispiel, wenn die neuen Kunstledermöbel eine Wolke von Phthalat-Weichmachern ausschwitzen. Laut Manuel Fernandez, Chemikalien-Experte beim Bund werden jährlich allein in Westeuropa rund eine Million Tonnen Chemikalien produziert.

PVC-Böden:

Die beliebten Bodenbeläge aus Polyvinylchlorid (PVC) enthalten häufig hohe Konzentrationen an Weichmachern und Schwermetallen, die als Stabilisatoren wirken.
Diese Giftstoffe können in die Atemwege gelangen und sich in der Niere, der Leber und dem Fettgewebe anreichern.

Schimmel:

Schimmel im Haus kann entstehen, wenn warme Luft kalte Stellen berührt. In diesem Fall bildet sich Kondenswasser und das führt zu Schimmelbefall. Das Heimtückische an Schimmelpilzen ist, dass sie nicht immer sichtbar sind. Oftmals bilden sie sich in versteckten Ecken. Die Ausdünstungen von Schimmelpilzen können richtig krank machen. Eine Vielzahl von Schimmelarten hat Sporen, die schwere Allergien auslösen können. Diese äußern sich in schweren Allergien, Asthmaanfällen oder Entzündungen der Haut oder des Verdauungstraktes.

DDT:

Ebenfalls krebserregend und neurotoxisch ist das Dichlordiphenyltrichlorethan (DDT). Dabei handelt es sich um ein Insektizid. Es war jahrzehntelang das weltweit meistverwendete Insektengift. Dieses reichert sich wegen seiner chemischen Stabilität und guten Fettlöslichkeit im Gewebe von Menschen und Tieren am Ende der Nahrungskette an. DDT geriet unter Verdacht, beim Menschen Krebs auszulösen. Im Laufe der Zeit wurde festgestellt, dass DDT und einige seiner Abbauprodukte hormonähnliche Wirkungen zeigen. Aus diesen Gründen wurde die Verwendung von DDT von den meisten westlichen Industrieländern in den 1979er Jahren verboten.

Pestizide:

Seit Jahrzehnten spritzen die Bauern immer neue Pflanzenschutzmittel (Insektizide, Fungizide, Herbizide) auf Gemüse, Getreide und Obst.

Diese große Vielfalt an Schadstoffen kann, je nach Wirkungsweise, jede unserer elementaren Körperfunktionen gefährden. Viele Toxikologen halten daher die existierenden Grenzwerte für nicht ausreichend. Pestizide sind eine der häufigsten Ursachen für schleichende Vergiftungen.

Die Mediziner auf dem Internationalen Krebskongress 1999 in Lugano erklärten, dass Pestizide die Bildung von bestimmten Krebsarten fördern.

Sie können die Zellteilung stören, das Entstehen von Krebs begünstigen, das Erbgut verändern, das Immunsystem beeinträchtigen und Allergien auslösen.

Achte bitte beim Kauf von Obst und Gemüse auf Bio-Qualität! Wenn es mal keine Bio-Qualität ist, dann unbedingt schälen. Vor allem bei frisch gepressten Säften oder Smoothies ist das sehr wichtig, da du sonst eine besonders hohe Konzentration von Pestiziden zu dir nimmst!

Tipp:

Selbstgemachter Obst- und Gemüsereiniger:

Variante 1:

1 Liter Wasser und 0,25 Liter Haushaltsessig mischen. 1 EL Natron und den Saft einer halben Zitrone zugeben. Salat, Obst und Gemüse mindestens 20 Minuten in diese Flüssigkeit tauchen, anschließend mit klarem Wasser abspülen.

Variante 2:

Diese Variante eignet sich für glatte Früchte (Äpfel, Möhren, Gurken etc.). Dafür 1 Tasse Wasser, ¼ Tasse Haushaltsessig oder Apfelessig, 2 EL Natron, Saft einer Zitrone mischen und in eine Sprühflasche geben. Früchte damit einsprühen, kurz einwirken lassen und anschließend mit klarem Wasser abspülen.

Detox your body

Was genau heißt Detox eigentlich?

Im Unterschied zum Fasten werden beim Detox auch Tees, Lösungen, Getränke, Pulver oder Fußbäder genutzt. Die Nahrung wird über mehrere Tage reduziert.

Detox steht im Sprachgebrauch für entgiften. Dein Körper soll von toxischen Stoffen und Schlacken befreit werden. Ziel ist, die natürlichen Selbstreinigungskräfte des Körpers wieder zu aktivieren.

Was Detox bewirkt:

- Die Leber wird entlastet
- Der Darm wird saniert
- Der Blähbauch verschwindet
- Blutzucker und Blutfettwerte verbessern sich
- Das Diabetes- und Herzinfarktrisiko werden gesenkt
- Entzündungen werden gelindert
- Arthrose-Schmerzen klingen ab
- Abwehrkräfte werden gestärkt
- Du bekommst mehr Energie und besseres Aussehen

Was ist das Ziel?

- Die Leber zu kräftigen
- Deine Nieren zu unterstützen
- Den Darm zu putzen und aufzubauen
- Dein Immunsystem zu stärken
- Gifte über die Haut auszuleiten
- Die Lymphe zum Fließen zu bringen

Tiefes Detox

Je verschlackter und vergifteter der Körper ist, desto wichtiger ist die Vorbereitung! Säuren werden gebunden an Wasser und Fett im Bindegewebe eingelagert.

Bereits bei einer Ernährungsumstellung beginnt der Körper, diese Säuren zu lösen und zu entschlacken. Beim Abnehmen werden Stoffwechselendprodukte und Gifte mobilisiert.

Symptome, die dabei auftreten können, sind Müdigkeit, Kopfschmerzen, unruhiger Schlaf, Verdauungsprobleme oder eine Erkältung. Das verschwindet meistens nach ein paar Tagen.

Entgiftet man zu schnell, werden die Ausleitungsorgane überfordert. Der Körper zieht dann die Notbremse und stoppt die Lipolyse, den Fettabbau.

Deshalb ist es wichtig, beim Entgiften Babyschritte zu machen. Detox von Null auf Hundert kann schlimme Folgen haben. Es kann passieren, dass man sich total schlecht fühlt und Monate braucht, um sich davon zu erholen.

Generell ist zu empfehlen, neben Intervallfasten, jeweils im Frühjahr und im Herbst eine Detox-Kur zu machen.

Es können folgende Detox-Symptome auftreten:

- Metallischer Geschmack im Mund
- Augen tränen
- Blähungen
- Müdigkeit
- Kopfschmerzen
- Schlechter Schlaf
- Wadenkrämpfe etc.

Aber niemals Fieber, Schmerzen oder Schüttelfrost! Dann bitte den Arzt aufsuchen!

Deine Entgiftungsorgane und wie du sie unterstützen kannst

Die Lunge:

Beim Ausatmen scheidest du ständig Unmengen von Giften und Stoffwechselmüll aus. Es werden bis 70 % aller Schlacken im Körper über die Lunge abgeatmet.

Bei einer flachen Atmung wird die verbrauchte Luft in deinen Körper zurückgeschoben. Lunge und Blutkreislauf bekommen so zu wenig Sauerstoff. Das vermindert den Zellstoffwechsel. Dein Körper übersäuert, Organe und Gehirn arbeiten schlechter.

Deshalb solltest du dich viel an der frischen Luft bewegen und die richtige Atemtechnik erlernen. Je mehr Sauerstoff in deinen Körper gelangt, desto besser sind die Entgiftungs- und Leistungsfähigkeit.

Die Leber:

Die Leber ist wie ein Filter in deinem Körper. Sie filtert aus dem Blut alte Hormone, Bakterien, defekte Zellen und vieles mehr heraus. Sie verzeiht dir viel, bis das Fass überläuft. Zuviel Zucker, tierische Fette und Alkohol können zu einer Leberverfettung führen. Wenn du unter einer müden, trägen Leber leidest, fühlst du dich schlapp und energielos. Der Schmerz der Leber ist die Müdigkeit.

Hinzu kommt meistens eine falsche Darmflora, durch die die Leber Unmengen Toxine zu verarbeiten hat. Die Leber ist die größte Drüse deines Körpers.

Sie sorgt für Baustoffe, Reparaturarbeiten und Treibstoff für deine Zellen. Zudem ist sie das zentrale Stoffwechselorgan, baut Stoffwechselprodukte ab und scheidet Unbrauchbares aus.

Die Entgiftungskapazität der Leber hängt auch von einer Vielzahl erblicher Faktoren sowie deiner Ernährungsweise ab. Das erklärt, warum manche Menschen bessere Entgifter sind als andere.
Du kannst deine Leber sehr gut durch Bitterstoffe unterstützen. Diese sind zum Beispiel in Rucola, Endiviensalat, Chicorée oder Artischocken enthalten. Zur Unterstützung kannst du zusätzlich eine Mariendistel- oder Löwenzahn- Tinktur einnehmen.

Die Nieren:

Die Nieren sind unser Klärwerk im Körper. Sie filtern Giftstoffe und Abbauprodukte des Stoffwechsels aus dem Körper und regulieren den Wasser- und Elektrolythaushalt. Darüber hinaus werden in den Nieren lebenswichtige Hormone hergestellt.

Unterstütze deine Nieren indem du täglich zwei bis drei Liter stilles, gesundes Wasser trinkst.

Die Haut:

Die Haut ist das größte Entgiftungsorgan des Körpers. Über die Haut kannst du Gifte und Schlacken ausscheiden und Sauerstoff aufnehmen. Leidest du unter Stress, ernährst du dich nicht ausgewogen oder schläfst zu wenig, so ist das an deiner Haut sichtbar. Sie wird trocken, schlaff und es treten Augenringe, Rötungen und Unreinheiten auf.

Übermäßige Säuren und Gifte versucht die Haut, über das Schwitzen wieder los zu werden. Alles, was die Durchblutung der Haut steigert, fördert auch ihre entgiftende Funktion.

Mach morgendliche Wechselduschen und beachte dabei, immer mit einem kalten Guss abzuschließen, das regt den Kreislauf und die Durchblutung an. Besuche regelmäßig die Sauna oder geh in eine Infrarotkabine.

Zudem ist das Bürsten des Körpers mit einer Körperbürste oder einem Massagehandschuh sehr effektiv. Dadurch wird der Stoffwechsel angekurbelt und es gibt eine rosige Haut.

Die Lymphe:

Die Lymphe filtert Krankheitserreger, Eiweiß und Stoffwechselabbauprodukte aus deinem Körper. Lymphgefäße durchziehen den ganzen Körper. Sie umfließt die Körperzellen, sammelt sich in dünnen Gefäßen und mündet in dicken Ästen.

Die Lymphflüssigkeit fließt mit allen Stoffwechselendprodukten über die Lymphknoten zum Blutkreislauf. Über das venöse System wird sie zu den Ausscheidungsorganen transportiert. Fließt sie zu langsam, bleiben Schadstoffe zu lange im Körper. Viel Bewegung fördert die Fließgeschwindigkeit der Lymphe. Insbesondere Trampolinspringen ist sehr gut, da das den Lymphfluss anregt.

Der Darm:

Ca. 80 % deines Immunsystems befinden sich im Darm. Der Darm ist dein zweites Gehirn.

In ihm arbeiten noch mehr Nervenbotenstoffe der guten Laune als im Kopf, was den Zusammenhang mit Depression erklärt.

Die Zusammensetzung der Darmflora hat Auswirkungen auf den gesamten Organismus, inklusive Gehirn. Sie kann zum Beispiel durch die Einnahme von Antibiotika aus der Balance geraten.

Auch Kinder, die per Kaiserschnitt auf die Welt kommen, haben eine andere Darmflora als Kinder, die auf natürlichem Weg geboren werden. Auf dem normalen Geburtsweg kommt das Kind mit dem Mikrobiom der Mutter in Kontakt, dadurch siedelt sich eine gesunde Darmflora an, sofern die Mutter diese hat.

Inzwischen ist bekannt, dass im Darm von übergewichtigen Menschen andere Mikroben leben, als im Darm von normalgewichtigen. Zwei große Gruppen der Mikroben sind besonders dominant: die Firmicuten, auch als Moppelbakterien bekannt, und die Bacteroidetes.

Die Firmicuten bauen eher Kohlenhydrate und kohlenhydrathaltige Ballaststoffe ab und die Bacteroidetes verwerten eher Eiweiße. Daher kann eine vorrübergehende Kohlenhydratreduktion bei einer Ernährungsumstellung und Gewichtsreduktion sehr hilfreich sein.

Achte auf eine gesunde, ausgewogene Ernährung mit wenig Fleisch und tierischen Lebensmitteln, da diese die Ansiedlung von Fäulnisbakterien fördern. Die nützlichen Bakterien in deinem Mikrobiom brauchen viele Ballaststoffe sowie Pro- und Präbiotika, fermentierte Lebensmittel und resistente Stärke.

Umwelt, Ernährung, Antibiotika und vieles mehr beeinflussen die Darmflora negativ. Dadurch entstehen viele Gifte und Toxine im Körper, was wiederum der perfekte Nährboden für Bakterien, Viren, Parasiten und Pilze ist.

Diese Gifte wandern ins Blut und belasten unter anderem die Leber. Deshalb solltest du deinen Darm regelmäßig sanieren. Wichtig für den Darm ist auch, genügend Magen- und Gallensäure zu produzieren. Nur so sind Magen und Darm vor Pathogenen geschützt und Nahrungsfette und -proteine werden genügend aufgespalten.

Bei den meisten Menschen ist aufgrund von jahrelanger Fehlernährung nicht mehr genug Magen- und Gallensäure vorhanden. Du kannst deinen Darm sehr gut durch das morgendliche Trinken von grünen Smoothies oder frisch gepresstem Selleriesaft unterstützen. Zudem bieten viele Heilpraktiker die Colon-Hydro-Therapie zur Darmsanierung an.

Nahrungsmittelunverträglichkeiten

Bei einer Nahrungsmittelmittelunverträglichkeit reagiert dein Körper beim Essen von bestimmten Lebensmitteln mit unterschiedlichen Beschwerden.

Dazu zählen zum Beispiel Juckreiz, Übelkeit oder Bauchschmerzen. Dabei gibt es einen Unterschied zwischen Nahrungsmittelallergie und Nahrungsmittelintoleranz.

Bei einer Nahrungsmittelallergie stuft das Immunsystem bestimmte Stoffe in den Lebensmitteln als gefährlich ein und reagiert deshalb allergisch darauf.

Bei einer Nahrungsmittelintoleranz hingegen ist der Darm aufgrund von Defekten oder Enzymmangel nicht mehr in der Lage bestimmte Lebensmittel zu verarbeiten oder abzubauen.

Nahrungsmittelunverträglichkeiten aufdecken

Der Immunologe Dr. Arthur Coca, Gründer der Fachzeitschrift „Journal of Immunology", veröffentlichte 1958 ein Buch über seine spannende Entdeckung. Coca fand im Laufe seines Berufslebens heraus, dass Menschen auf jegliche Art von Stress mit einer Pulserhöhung reagieren. Coca hat sich im Wesentlichen auf Nahrungsmittelreaktionen konzentriert. Er konnte beobachten, dass beispielsweise Migränepatienten nach dem Verzehr von Milchprodukten einen sehr starken Pulsanstieg hatten. Wenn diese Patienten auf Milchprodukte verzichteten, verschwanden die Beschwerden. Er ging von einer allergischen Reaktion aus. Deshalb entwickelte er den „Pulstest". Diese Zusammenhänge können dir aufzeigen, ob dein Körper auf ein Lebensmittel positiv oder negativ reagiert.

So funktioniert die Pulsmessung:

Puls messen am Handgelenk, in Verlängerung des Daumenballens (fühlen wo es pocht). Mit den Fingerkuppen Puls fühlen und eine Minute lang die Pulsschläge zählen. Dazu brauchst du eine Uhr mit Sekundenzeiger.

Pulsmessungen:

- Vor dem Aufstehen (das ist der Ausgangspuls, Erwachsene haben im Normalfall einen Ruhepuls von 60 bis 80 Schlägen, Sportler oft etwas weniger)

- Vor einer Mahlzeit und 30 Minuten danach jeweils 1 Minute lang den Puls messen. Steigt der Puls deutlich an, verträgst du bestimmte Bestandteile der Mahlzeit nicht.

- Teste nun die einzelnen Bestandteile der Mahlzeit, um herauszufinden, auf was du reagierst.

Bitte die Messungen in Ruhe und im Sitzen durchführen. Nur den Morgen- und Abendpuls im Liegen messen.

Du solltest diesen Test mehrere Tage durchführen und die Ergebnisse in dein Ernährungstagebuch eingetragen. Bitte schreib alle gegessenen Nahrungsmittel und Getränke auf, plus die zugehörige Pulsrate.

Ergebnis:

Der Morgenpuls sollte die niedrigste Pulsrate zeigen.
Ist die Pulsrate nach dem Verzehr eines Nahrungsmittels deutlich erhöht (sechs bis acht Schläge/Minute nach einer Mahlzeit), liegt mit hoher Wahrscheinlichkeit eine Unverträglichkeit vor.

Bitte die herausgefundenen Nahrungsmittel noch mal zusätzlich von einem Arzt testen lassen. Bei Nahrungsmittelunverträglichkeiten sind eine Darmsanierung und das Weglassen aller unverträglichen Substanzen für einige Wochen mit anschließender Rotationsdiät zu empfehlen.

Was kannst du zusätzlich tun?

Leberwickel:

Während einer Detox-Kur oder beim Abnehmen wird die Leber als zentrales Entgiftungsorgan besonders beansprucht. Hier ist ein Leberwickel eine tolle Hilfe. Dieser Wickel fördert die Durchblutung der Leber und steigert damit ihre Entgiftungsleistung. Durch die Kombination aus Wärme und Feuchtigkeit werden die Leber, die Gallenblase sowie die Gallengänge stärker durchblutet. Das bewirkt eine Gefäßerweiterung, was den Abfluss der Galle aus den Gallengängen der Leber erleichtert. Über die Galle werden die Schadstoffe, die die Leber aus dem Blut filtert, in den Darm abgegeben und ausgeschieden.

Du brauchst für die Durchführung:

Heißes Wasser, eine Wärmflasche und Handtücher. Bitte gönn dir dafür genug Ruhe und Zeit.

Tränke ein trockenes Baumwolltuch im heißen Wasser, drück es gut aus und leg es sehr warm direkt auf die Haut im Bereich der Leber (rechter Rippenbogen). Leg dann die Wärmflasche auf und binde noch ein Tuch fest um deinen Körper. Leg dich nun ca. 30 Minuten hin.

Im Liegen wird die Leber 30 % besser durchblutet und kann deshalb besser entgiften. Du kannst in das Wasser auch 4 TL getrocknetes Schafgarbenkraut oder zerdrückte, noch heiße Pellkartoffeln in das Tuch geben, dann ist die Wirkung noch besser.

Gönn deiner Leber eine Pause:

Halte insbesondere den Morgen fettfrei. Deine Leber hat ihre aktivste Zeit in der Nacht und ist am Morgen überarbeitet. Gönn ihr eine Pause und konzentriere dich am Vormittag auf Dinge, die deine Leber unterstützen, wie frisch gepressten Selleriesaft, Gurkensaft, heißes Zitronenwasser und entgiftende Früchte.

Das Ölziehen:

Beim Ölziehen spülst du den Mund mit Öl aus. Das hat eine entgiftende Wirkung. Morgens einen Esslöffel kaltgepresstes Pflanzenöl (Sonnenblumenöl oder Sesamöl) in den Mund nehmen und etwa zehn Minuten durch die Zähne hin und her ziehen und kauen.

Anschließend das Öl ausspucken und den Mund gründlich mit Wasser spülen. Danach die Zähne gründlich putzen.

Basisches Baden:

Nimm ein basisches Vollbad oder Fußbad (die Füße sind die Hilfsnieren des Körpers) von mindestens dreißig Minuten bis eine Stunde.
Das basische Wasser zieht nach dem Osmoseprinzip die Säuren aus dem Körper, den Muskeln und dem Gewebe. Bürste etwa alle zehn Minuten deinen Körper in Ausscheidungsrichtung (von der Lymphe weg) ab. Ein basisches Bad entsäuert und entschlackt den Körper.

Deine Haut fettet nach und wird schön durchblutet. Es hilft auch gegen Hautunreinheiten, Cellulite oder wenn Babys wund sind.

Wer viel schwitzt, riecht danach nicht mehr so streng nach sauren Ausscheidungen. Zudem kann es Rheuma und Wechseljahresbeschwerden lindern.

Der Basendrink:

Den menschlichen Körper durchlaufen Säure- und Basenfluten. Die Säurefluten sind um 7.00 Uhr, 13.00 Uhr, 19.00 Uhr und 1.00 Uhr, die Basenfluten um 10.00 Uhr, 16.00 Uhr, 22.00 Uhr und 4.00 Uhr.

Die Basenfluten kann man mit einem Basentrunk unterstützen. Dazu nimmst du ein Glas Wasser mit einer Messerspitze Kaiser Natron. Das hilft gegen Schwitzen, Unpässlichkeit oder Kopfschmerzen.

Schritt 4: Gesunde Bewegung - Wecke den Tiger in dir!

Unter gesunder Bewegung versteht man keine sportliche Überanstrengung. Gesunde Bewegung sollte im aeroben Bereich sein, d.h. der Körper hat während der sportlichen Aktivität genügend Sauerstoff zur Verfügung. Dadurch wird keine Milchsäure gebildet und nur dann ist er in der Fettverbrennung. Bitte starte langsam und steigere dich nach und nach.

Beginn zum Beispiel mit drei Einheiten, mach jeweils einen Tag Pause. Zunächst vier Minuten Gehen, dann eine Minute Laufen. Insgesamt fünf Wiederholungen, dies entspricht 25 Minuten. Steigere dich Woche für Woche. Bewegung fördert deine Leistung und erhöht die Konzentration. Zudem vertreibt sie Müdigkeit und bringt frische Energie. Sie macht optimistisch, gut gelaunt und bewirkt einen erholsamen Schlaf.

Tägliche Bewegung bringt ein gesundes Gewicht und schenkt dir eine Traumfigur. Sie kräftigt die Muskeln, die die Wirbelsäule so besser stützen. Zudem aktiviert sie den Kreislauf und verbessert deine Reflexe. Bewegung beschleunigt auf natürliche Weise deinen Stoffwechsel so, dass mehr Kalorien verbrannt werden.

Die Stoffwechselschlacken werden besser ausgeschieden und dein Körper schafft sich eine größere Energiereserve. Zudem wird deutlich deine Fähigkeit zu entspannen verbessert und nicht nur der Bewegungsapparat, sondern auch die Organe gekräftigt.

Bewegung verringert deutlich das Krankheitsrisiko, verlangsamt den Alterungsprozess und verlängert das Leben. Fett kann nur im Muskel verbrennen. Der wichtigste Muskel ist das Herz und das muss trainiert werden.

Zur Belohnung bekommst du jugendliches Aussehen, eine straffe Figur, kräftige Knochen, eine starke Lunge, ein starkes Immunsystem, sauberes Blut, ein kräftiges Herz und maximale Leistungsfähigkeit. Wenn das kein Ansporn ist!

Das Krafttraining

Du solltest mindestens zwei bis dreimal wöchentlich Krafttraining in dein Leben einbauen. Muskeln halten dich beweglich und schützen dich vor Verletzungen. Die Stresshormone Adrenalin und Cortisol werden beim Training heruntergefahren. Das Kreativitätshormon ACTH senkt Puls und Blutdruck und sorgt für einen klaren Kopf. Das Wachstumshormon STH wird durch gezieltes Muskeltraining ebenfalls angekurbelt. Das wirkt wie ein Jungbrunnen.

Männer können ihren Testosteronspiegel mit ausgeprägter Muskulatur länger hochhalten und damit bleiben sie jugendlich und kraftvoll. Zudem fördern Muskeln die Produktion von Endorphinen. Diese Glückshormone werden vor allem beim Krafttraining freigesetzt.

Entzünde deinen Fettverbrennungsofen

Die Muskulatur ist der Fettverbrennungsofen in deinem Körper. Sie erhöht deinen Grundumsatz, da sie rund um die Uhr Energie braucht und arbeitet auch in Ruhe, selbst wenn du schläfst. Jedes Gramm mehr Muskulatur sorgt dafür, dass dein Energieverbrauch steigt und das Fett schmilzt.

Wenn du Muskulatur aufbauen willst, solltest du Hungern vermeiden. Muskeln brauchen Eiweiß, die darin enthaltenen Aminosäuren dienen als Baumaterial für Muskeln. Wenn du Eiweiß komplett von deinem Speiseplan streichst, kannst du trotz Training nicht viel erreichen. Deshalb achte auf die Zufuhr von gesundem, überwiegend pflanzlichem Eiweiß.

Das Ausdauertraining

Zusätzlich zum Krafttraining solltest du auch regelmäßiges Ausdauertraining machen. Es steigert die körperliche und geistige Leistungsfähigkeit, senkt den Sauerstoffbedarf deines Herzens, verbessert die Fließeigenschaften des Blutes, vermindert die Thrombosegefahr, steigert die Abwehrkräfte, bekämpft Depressionen und baut Stress ab.

Ohne tägliche Bewegung sind eine körperliche Reinigung und Regenerierung nicht zu erreichen. Dabei ist darauf zu achten, dass dein Organismus im aeroben Bereich bleibt.

So bildet er keine schädliche Milchsäure. Diese entsteht je nach Lebensalter bei einer zu schnellen Pulsfrequenz von über 140 Herzschlägen pro Minute.

Beweg dich täglich mindestens 30 Minuten. Die von der Weltgesundheitsorganisation WHO empfohlene Schrittzahl, um gesund zu bleiben beträgt 10.000 Schritte am Tag.

Dabei kommst du im Schnitt auf eine Strecke von sechs bis acht Kilometer und verbrennst ca. 500 Kalorien.

Das Tabata Training

Das Tabata Training wurde vom Sportwissenschaftler Dr. Izumi Tabata im Jahr 1996 entwickelt.

Es ist eine Art von hochintensivem Intervalltraining. Dr. Tabata machte die Entdeckung, dass Menschen, die dieses Training fünfmal wöchentlich anwenden, ihre Fitness im anaeroben Bereich um 28 % und im aeroben Bereich um 14 % steigern konnten.

Es verbessert die maximale Sauerstoffaufnahme, also den VO²max-Wert, pro Minute deutlich. Das heißt, dein Körper nimmt beim Sport mehr Sauerstoff auf und transportiert ihn über das Blut zu den Muskelzellen. Wenn du körperlich an dein Limit gehst, wird deine Fettverbrennung extrem angekurbelt.

Tabata sorgt für einen erheblichen Nachbrenneffekt, dein Körper verbrennt noch zwölf bis 24 Stunden nach deinem Training Kalorien, da er auf Hochtouren gelaufen ist und deshalb Zeit braucht, Atmung, Muskelaktivität, Stoffwechsel usw. wieder runterzufahren.

Vorteile:

- Maximale Fettverbrennung durch Nachbrenneffekt
- Wenig Zeitaufwand
- Überall und jederzeit umsetzbar
- Verbessert die Ausdauer und regt den Stoffwechsel an
- Effektives Kraftausdauertraining

So funktioniert das Training:

Ein Tabata Training dauert insgesamt vier Minuten und besteht aus acht Intervallen. Damit es seine volle Wirkung entfaltet, solltest du mindestens 75 % deiner maximalen Herzfrequenz erreichen und vor allem die großen Muskelgruppen (Beine, Rücken, Brust, Arme, Bauch) berücksichtigen.

Jedes Intervall besteht aus:

- 20 Sekunden maximale Intensität
- Zehn Sekunden Pause
- Achtmal wiederholen

Übungen zur Fettverbrennung sind zum Beispiel:

Seilspringen, Burpees, Froggers, Split Jumps, Jumping Jacks, Squat Jumps

Übungen zum Muskelaufbau sind zum Beispiel:

Lunges und Squats mit Gewichten, Crunch, Plank, Liegestütze, Trizeps Dips, Kniebeugen

Es gibt zahlreiche Apps, in denen dir die Übungen und die korrekte Durchführung gezeigt werden und dich zudem mit schnellen Beats und Timer beim Training unterstützen.

Bitte beachte, als Anfänger vorsichtig an dieses Training heranzugehen, weil du deinen Körper sonst schnell überforderst.

Beginn langsam und steigere dich Schritt für Schritt. Falls du an einer Herz- Kreislauf-Erkrankung leidest, ist dieses Training für dich tabu.

Das Fettstoffwechseltraining

Fettstoffwechseltraining ist ein Ausdauertraining, welches den Zweck hat, die muskuläre Energiebereitstellung bei langanhaltender körperlicher Belastung zu optimieren.

Deine Muskulatur lernt, die Energie überwiegend aus der Fettverbrennung zu gewinnen.

So geht´s:

Am Trainingstag kannst du normal essen. Nach einem intensiven Intervalltraining am Abend isst du keine Kohlenhydrate mehr. Somit leerst du deine Kohlenhydratspeicher und programmierst deinen Körper sozusagen auf Fettverbrennung. Am nächsten Tag absolvierst du morgens ein leichtes Training und isst erst danach wieder Kohlenhydrate.

Der Grenzpuls

Dein Grenzpuls, auch aerobe Schwelle genannt, ist bei jedem Ausdauertraining wichtig. Er entscheidet darüber, ob deine Muskeln genügend Sauerstoff bekommen und dein Körper somit problemlos überflüssiges Fett verbrennt oder nicht.

Du kannst ihn anhand deines Alters, Ruhepulses und Trainingszustandes relativ leicht berechnen.

Ruhepuls + (220- (Alter x 0,75) - Ruhepuls) x Trainingszustand.

Den Ruhepuls kannst du vor dem Training entweder mithilfe einer Pulsuhr herausfinden oder du tastet ihn mit deinen Fingern. Dafür legst du deinen Zeige- und Mittelfinger auf die Handschlagader. Nun zählst du deine Pulsschläge einfach exakt zehn Sekunden lang und multiplizierst diesen Wert mit 6.

Den Trainingszustand kannst du wie folgt unterteilen:

- Untrainierte/Laufanfänger (0,60 bis 0,65)
- mittelmäßig Trainierte (0,65 bis 0,70)
- Wettkampf erfahrener Läufer (0,70 bis 0,75).

Tipp:

Mit einem E-Scan Atemgastest unter Belastung kannst du deine aerobe Schwelle (das bedeutet, unter welcher Belastung und Pulsfrequenz kommt es zur größten Fettverbrennung in der Zelle) ganz genau ermitteln lassen. Du kannst diesen Test in guten Fitnessstudios oder bei einigen Ärzten durchführen lassen.

Trampolinspringen – der Entschlackungsturbo

Durch die schwingenden Übungen wird der Körper in einen, zumindest für Sekundenbruchteile, schwerelosen Zustand versetzt.

Andererseits erfolgt in der Phase des Abfederns eine kurze Anspannung der gesamten Zellstruktur, sodass jede Zelle gewissermaßen tonisiert wird.

Das hat einen außerordentlich günstigen Effekt, es aktiviert den Lymphkreislauf. Zudem ist es sehr gelenkschonend und fördert die Balancefähigkeit.

Stretching und das Flexx-Training

Langes Sitzen und ein Mangel an Bewegung machen den Körper steif und unbeweglich. Das führt zu muskulären Dysbalancen, verspannten Muskeln und Beweglichkeitseinbußen. Deshalb ist das regelmäßige Dehnen unerlässlich. Regelmäßiges Stretching sorgt für den Erhalt der Leistungsfähigkeit deiner Muskeln und Gelenke.

Stretching sollte ein fester Bestandteil deines Trainings sein um Muskelverkürzungen zu vermeiden. Die optimale Methode zur Dehnung ist das Flexx-Training. Beim Flexx-Training wird die Muskulatur exzentrisch und in ihrer vollen Ausdehnung trainiert.

Diese Methode ist optimal dazu geeignet, ein Längenwachstum des Muskels hervorzurufen. Das Ziel dabei ist, die verkürzten Muskeln wieder in die Länge zu trainieren, zu stärken und somit wieder mehr Beweglichkeit zu erhalten. Das bewirkt eine Behebung von Fehlhaltungen und damit verbundenen Verspannungen und Schmerzen.

Regeneration

Der menschliche Körper muss sich nach einer Belastung wieder ausreichend regenerieren. Nur so wird er wieder voll leistungsfähig und fit. Dein Körper ist nach dem Training ermüdet. Knochen, Sehnen und Bänder wurden beansprucht und die Energiereserven geleert.

Der Körper beginnt unmittelbar nach dem Training damit, seine Leistung wiederherzustellen. Erhält er hierfür die notwendige Zeit, wird er während der Regenerationsphase seine Fähigkeiten auf ein neues Level heben und sämtliche Ressourcen in höherer Qualität wiederaufbauen.

Schritt 5: Regelmäßige Entspannung - Hole dir deinen "Flow" zurück!

Was bewirkt Stress in deinem Körper?

Chronischer Stress versetzt deinen Körper in einen dauerhaften Aktivierungszustand. Der Sympathikus ist aktiviert, das Herz schlägt schneller und dein Blutdruck steigt. Dein Körper verbraucht mehr Sauerstoff und gibt mehr Kohlendioxid ab.

Die Atmung wird schneller und flacher. Die Pumpleistung des Herzens steigt und dein Körper beginnt zu schwitzen. Das Nebennierenmark produziert Adrenalin und Noradrenalin, die Blutgefäße verengen sich und die Nebennierenrinde produziert Kortikoide, zum Beispiel Cortisol.

Die Bauchspeicheldrüse schüttet vermehrt das Hormon Glucagon aus und weniger Insulin, das steigert die Blutzuckerkonzentration. Die Blutversorgung der Verdauungsorgane wird vermindert, die der Muskeln verbessert.

Die Hypophyse schüttet weniger Wachstumshormone aus und es werden weniger Sexualhormone gebildet. Nun ist dir sicherlich klar, warum permanenter Stress schädlich ist und auf Dauer krank macht. Deshalb gehören zu einem gesunden Lebensstil regelmäßige „kleine Auszeiten" vom Alltag.

Stress macht alt

Eine Studie hat aufgedeckt, dass Stress nicht nur die Psyche belastet, sondern auch zu Bluthochdruck führt und somit das Risiko eines Herzinfarkts steigt. Stress wirkt direkt an den Zellen und lässt diese schneller altern. Der Organismus reagiert heftig auf Stress. Die Folgen sind Nervosität, Magendruck oder Verdauungsbeschwerden.

Ein direkter Zusammenhang zwischen chronischem Stress und Fettleibigkeit ist wissenschaftlich längst nachgewiesen. Bei Stress schüttet der Körper das Hormon Cortisol aus, welches den Fettabbau hemmt.

Erste Erschöpfungszustände sind der Hinweis darauf, dass Entspannung und Meditation sinnvolle Rituale sind, um neue Kräfte zu schöpfen und Stress abzubauen. Versuche, täglich Oasen der Ruhe und Entspannung zu schaffen. Meditation ist ein großartiges Instrument dafür.

Du bringst dabei deine Gedanken zur Ruhe und kannst deinen Vagusnerv zur Aktivität anregen. Er steuert als Teil des parasympathischen Nervensystems wichtige physische Abläufe und nimmt direkten Einfluss auf Regeneration und Entspannung. Der Vagusnerv ist mit deiner Atmung, dem Kehlkopf und den Muskeln im Rachenraum verbunden, deshalb ist auch Summen und Singen perfekt geeignet, um ihn zu aktivieren.

Sorge für regelmäßigen Stressabbau

Atemübungen sind hervorragend zur Entspannung und zum Stressabbau geeignet.

Gönn dir in deinem Alltag kurze Auszeiten von wenigen Minuten und tanke dadurch wieder neue Lebenskraft und Energie.

Öffne öfter das Fenster und atme bewusst ein und aus, um Sauerstoff zu tanken. Mit rund 20.000 Atemzügen pro Tag sorgt die Lunge dafür, dass der Organismus mit lebensnotwendigem Sauerstoff aus der Atemluft versorgt wird.

Im Gegenzug wird im Stoffwechsel anfallendes, überflüssiges Kohlendioxid an die Außenluft abgegeben. Geh regelmäßig an die frische Luft und atme bewusst ein und aus.

In geschlossenen Räumen ist die Giftbelastung deutlich höher, zum Beispiel durch Schimmel, PVC-Böden, Farben, Lacke, Kunststoffverkleidungen, Strahlung etc.

Es wird immer nur über die richtige Ernährung geredet, aber überlege dir mal, wie oft du isst und wie viel du atmest! Die richtige Atmung an der frischen Luft wird häufig sehr vernachlässigt.

Achtsamkeit

Achtsamkeit bedeutet, im Hier und Jetzt zu leben. Unter Achtsamkeit versteht man eine offene, neugierige und akzeptierende Haltung gegenüber allem, was du gerade wahrnimmst und tust.

Dein Ziel sollte es sein, dich voll und ganz auf das einzulassen, was du mit deinen Sinnen wahrnimmst. Versuch zu Beginn achtsam zu essen. Genieße jeden einzelnen Bissen und nehm den Geschmack deiner Nahrung wieder wahr. Geh einmal achtsam spazieren, du wirst staunen, was du dabei alles entdeckst.

Rituale im Alltag

Versuche, Rituale in deinen Alltag einzubauen, die dir guttun. Besuche regelmäßig die Sauna oder lass dich mal wieder massieren. Geh in den Wald und lausche dem Gesang der Vögel. Nimm regelmäßig kurze Sonnenbäder.

Deine Haut kann mithilfe von UV-B-Strahlung aus dem Sonnenlicht Vitamin D3 herstellen. Dazu reicht ein Sonnenbad von einigen Minuten direkt auf die Haut ohne Lichtschutzfaktor. Das wirkt sich auch positiv auf deine Psyche aus.

Versuch auch deine Familie mit in deine Rituale einzubeziehen. Gemeinsames Essen oder abends den Kindern noch etwas vorlesen kann auch sehr entspannend sein.

Dein täglicher Schlaf

Im Schlaf wird das Wachstumshormon HGH ausgeschüttet, das für das allgemeine Wachstum und die Regeneration verantwortlich ist. Zusätzlich werden sogenannte Interleukine freigesetzt, die für die Immunreaktionen von großer Bedeutung sind.

Gönnst du deinem Körper nicht den regelmäßigen, ausreichenden Schlaf kann das Immunsystem nicht richtig arbeiten. Du solltest täglich sieben bis acht Stunden schlafen.

Auf Schlafmangel reagiert der Körper mit einem reduzierten Stoffwechsel, verlangsamter Regeneration, Gereiztheit, unkontrollierten Hungerattacken und Schwächung des Immunsystems.

Hole dir deinen "Flow" zurück

Der Zustand des „Flows" hat aus medizinischer Sicht die Bedeutung „Durchfluss von Flüssigkeiten" (z. B. Blut, Harn) in entsprechenden Gefäßen des Körpers.

Aus psychologischer Sicht ist es ein Zustand höchster Konzentration und völliger Versunkenheit in eine Tätigkeit. Flow (Fluss) ist der optimale Bewusstseins- bzw. Leistungszustand.

Der Alpha Zustand

Ist der Mensch im Flow ist sein Gehirn im sogenannten Alpha-Zustand (8-13 Hz), einem Zustand leichter Entspannung. Er liegt zwischen Tagesbewusstsein und Traum. Es ist ein erhöhter Wahrnehmungszustand, indem das Gehirn ganzheitlicher und vernetzter arbeitet.

Wie kannst du diesen Zustand erreichen?

Den Alpha-Zustand erreichst du, wenn du sehr entspannt bist, zum Beispiel kurz vor dem Einschlafen, beim Tag träumen, Joggen, Yoga oder Musik hören.

Deshalb haben viele Menschen bei Aktivität die genialsten Ideen. Meld dich für einen Yoga-Kurs an oder bau Meditationen in deinen Alltag ein.

Schritt 6: Das richtige Mindset

Das Glück ist ein Mosaikbild, das aus lauter unscheinbaren kleinen Freuden zusammengesetzt ist.

-Daniel Spitzer-

Bist du glücklich?

Glück bedeutet, jeden Augenblick des Lebens zu genießen und den tiefen Sinn in allem zu sehen. Versuch immer, im Hier und Jetzt zu leben, und genieße die vielen schönen Erlebnisse.

Schreib dir täglich deine „glücklichen Momente" auf. Das sind die Augenblicke, die dich richtig glücklich machen.

Das Lächeln deines Kindes, die Umarmung deines Mannes oder ein Spaziergang im lauen Sommerregen. Mach dir täglich bewusst, wie schön das Leben doch ist.

Dein innerer Schweinehund

Er meldet sich immer wieder bei dir. Es ist die kleine Stimme in deinem Kopf, die dir immer wieder sagen wird, dass es auf der Couch doch viel gemütlicher ist und Pizza eigentlich viel besser schmeckt als Suppe. Sag deinem inneren Schweinehund den Kampf an!

Find deine persönliche Motivation!

Find dein WARUM! Warum möchtest du deine Ziele erreichen? Welche Vorteile bringt es dir?

Wie wirst du dich nach dem Erreichen deiner Ziele fühlen? Nur aus deiner eigenen Motivation heraus kannst du deinen inneren Schweinehund immer wieder überwinden. Selbst wenn es mal anstrengend oder unangenehm wird.

Beginn sofort!

Verschiebe nichts auf morgen. Schluss mit der ständigen Aufschieberitis. Starte JETZT durch in dein neues Leben!

Mach dir einen konkreten Plan!

Neben deinem Plan brauchst du natürlich auch dein konkretes Ziel. Wenn du nicht weißt, wo du hinwillst, wirst du auch niemals ankommen. Befolge deinen Plan Schritt für Schritt bis zum Ziel.

Such dir einen Mitstreiter!

Such dir einen Trainingspartner und beziehe auch deinen Partner oder deine Familie mit in deine Pläne ein. Sie sind bestimmt bereit, dich zu unterstützen. Vielleicht kannst du sie auch von deinem neuen, gesunden Lebensstil überzeugen.

Lass keine Ausreden zu!

Es ist sehr leicht, eine Ausrede zu finden, warum du heute keinen Sport machen kannst oder keine Zeit hast, gesund zu kochen. Es gibt keine Ausreden mehr!

Belohn dich!

Setz dir kleine Zwischenziele und belohn dich, wenn du wieder eine Etappe erreicht hast. Kauf dir ein neues Kleidungsstück oder lass dich in einem Spa verwöhnen.

Steh wieder auf, wenn du gefallen bist!

Rückschläge sind ganz normal. Wir sind alle nur Menschen. Wichtig ist, dass du nach einem Ausrutscher nicht in deine alten Gewohnheiten zurückfällst. Leg am nächsten Tag einfach einen Detox-Tag ein und mach weiter.

Deine Tageroutine

Nimm dir täglich fünf Minuten Zeit, um deinen Tag zu reflektieren. Beschäftige dich am besten morgens und abends vor dem Schlafengehen mit dir selbst.

Stell dir folgende Fragen:

- Was habe ich heute erreicht?
- Was möchte ich morgen besser machen?
- Was waren meine „glücklichen Momente"?
- Wofür bin ich dankbar?

Diese Reflexion liefert dir wertvolle Erkenntnisse über dich und dein Leben. Sie hilft dir dabei, deine Ziele zu erreichen und Dinge, die nicht so gut gelaufen sind, besser zu machen.

Sei dankbar

Dankbarkeit ist dein ultimativer Schlüssel zum Glück. Wenn du dich jeden Tag bewusst daran erinnerst, wofür du dankbar bist, dann macht sich ein tiefes Gefühl der Befriedigung, Zufriedenheit und Freude in dir breit.

Deine tägliche Zielsetzung

Schreib dir jeden Tag deine drei wichtigsten Ziele auf, die du auf jeden Fall erledigen bzw. erreichen willst.
Wenn du diese am nächsten Tag überprüfst und etwas nicht erledigt ist, übertrage diese Ziele wieder auf den neuen Tag. Somit kannst du sicher sein, dass du deinen Zielen täglich ein Stück näherkommst.

Deine tägliche Affirmation

Schreib dir täglich eine positive Affirmation auf und wende sie mehrmals am Tag an. Affirmationen sind einfache und positiv formulierte Sätze. Sie dienen dazu, das Unterbewusstsein mit neuen Informationen zu versorgen. Dabei werden neue, positive und inspirierende Gedankenmuster geschaffen, und alte, hindernde Gedankenmuster entfernt.

Affirmationen sind sehr wirkungsvolle, psychologische Werkzeuge, um deine Fähigkeiten zu unterstützen und dein Verhalten systematisch und zielsicher zu steuern.

Wichtig:

Positive Formulierung und Gegenwartsform verwenden, „Ich bin/Ich habe" sollte am Satzanfang stehen.

Beispiel einer positiven Affirmation:

„Ich wiege 55 kg, bin gesund und rundum glücklich."

Beispiel einer negativen Affirmation:

„Ich bin dick und schaffe es nie abzunehmen."

Visualisierung

Visualisierungen sind innere Bilder und Vorstellungen davon, wie du deine Zukunft siehst. Sie können in sehr hohem Maße beeinflussen, wie du täglich handelst und dich gibst.

Du kannst sie dazu nutzen, deine Vorstellung von dir selbst zu optimieren und damit deinem Leben eine neue, positive Richtung zu geben. Stell dir deine Ziele jeden Abend vor. Lass sie lebendig werden, wie fühlst du dich, wenn du 10 kg abgenommen hast, was bekommst du für Komplimente? Lass einen Film vor deinem inneren Auge ablaufen und glaub ganz fest daran, dass du deine Ziele schon erreicht hast.

Think positiv! Die Macht deiner Gedanken

Jeder Mensch kann durch die Veränderung seiner Gedanken die Umstände, die er sich für die Zukunft wünscht, gestalten.

Hast du schon einmal was über den Placebo-Effekt gehört? Verschiedenen Menschen wurden Medikamente verabreicht und ihnen gesagt, dass die enthaltenen Inhaltsstoffe ihre Krankheit heilen können. Dabei war überhaupt kein Wirkstoff drin.

Allein der Glaube daran führte dazu, dass sie wieder gesund wurden. So wie in diesem Beispiel funktioniert das auch in allen anderen Lebensbereichen.

Die wohl wichtigste Disziplin, die du in deinem Leben lernen kannst, ist die, deine Gedanken zu kontrollieren und zu steuern. Auch sehr erfolgreiche Sportler machen sich diese Techniken zunutze.

Alles was wir sind, ist ein Resultat dessen, was wir gedacht haben. Unsere Existenz gründet sich auf unseren Gedanken.

-Buddha-

Schritt 7: Anti Aging - Strahle von außen und innen!

Der wahre Grund des Älterwerdens

Wie du ja bereits erfahren hast belastet ein ungesunder Lebensstil deinen Stoffwechsel permanent mit Säuren und Giften. Es kommt zu Gärungs- und Fäulnisprozessen in deinem Körper. Das verzehrt dauerhaft deine Schönheit und Gesundheit und du alterst schneller. Mineralstoffverlust in Haut, Haaren, Zähnen, Nägeln, Knochen, Knorpeln und Gelenken führen zu fortschreitendem Strukturverzehr und dem Verlust von Schönheit und Gesundheit. Durch jahrelange mangelhafte Ernährung, Konservierungsstoffe, Pestizide, Umweltverschmutzung, Stress etc. häufen sich ganze Müllberge in deinem Körper an.

Diese Müllberge von Säuren, Giften und Schlacken verlangsamen die Abläufe in deinem Organismus und bestimmen maßgeblich die Geschwindigkeit, in der du alterst. Dein Gewicht steigt, dein Energiepegel sinkt und dein Stoffwechsel lässt nach. Das führt zur vorzeitigen Alterung und zu zahlreichen Zivilisationskrankheiten.

Ursachen der Hautalterung

Die endogene (innerliche) Hautalterung:

Hierauf hast du keinen Einfluss. Sie wird durch interne Faktoren wie Genetik, ethische Herkunft oder hormonelle Veränderungen verursacht.

Exogene (äußerliche) Hautalterung:

Ultraviolette Strahlung, aggressive Wettereinflüsse, ungünstige Arbeitsbedingen (z. B. Nachtschicht), unausgewogene Ernährung, unsachgemäße Pflege, UV-A- und UV-B- Sonnenstrahlen oder Solarium, Photoaging (Lichtalterung), Zigarettenrauch, Hitze- und Kälteeinwirkungen.

Hautprobleme

Akne:

Akne tritt meistens in der Pubertät auf, da das Immunsystem mit der hormonellen Umstellung beschäftigt ist. Wenn die Haut mit Unreinheiten reagiert, liegt das Problem meistens tiefer. Der Zustand deiner Haut signalisiert eigentlich den aktuellen Zustand deiner Leber, deines Blutes und des Dickdarms.

Deine Haut ist dein größtes Entgiftungsorgan. Über sie schafft dein Organismus täglich Stoffwechselabfälle und Toxine aus deinem Körper. Wenn deine Haut mit Akne reagiert, ist es wichtig, neben der richtigen Creme nach innen zu schauen. Scheidet deine Haut dermaßen viele Giftstoffe aus, dass sich eine Akne bildet, ist das ein Alarmsignal, dass sich in deinem Körper zu viel Gifte, Bakterien oder Pilze befinden.

Normalerweise entsorgt deine Leber Toxine und Fremdstoffe, indem sie sie an den Dickdarm weiterleitet.

Ist dieser aber mit Abfallstoffen zugekleistert, bietet er einen idealen Nährboden für ungesunde Bakterien. Das führt zu Leberstauungen, in deren Folge die Giftstoffe über die Haut ausgeschieden werden, und dann tritt Akne in Erscheinung.

Deshalb ist es wichtig, bei Akne nicht nur eine entsprechende Creme zu verwenden, sondern konsequent die Ernährung umzustellen und eine Darmsanierung zu machen.

Cellulite:

Die weibliche Haut ist anders aufgebaut als die der Männer. Sie ist viel elastischer. In der Unterhaut befinden sich mehr Fettzellen, die schnell an der Oberfläche als Cellulite sichtbar werden.

Das liegt am Aufbau der Kollagenfasern, die das Bindegewebe reißfester machen. Hormonelle Einflüsse wie Östrogene sorgen dafür, dass Frauen ihr Depotfett vor allem am Po und an den Oberschenkeln ablagern.

In erster Linie wird Cellulite durch eine permanente Übersäuerung begünstigt. Um der Verschlackung entgegenzuwirken, braucht dein Körper Mineralstoffe (Basen).

Da das Bindegewebe als Mineralstoffdepot fungiert, werden Mineralstoffe zur Säureneutralisation als Erstes dort entnommen. Dein Bindegewebe wird so Stück für Stück entmineralisiert, dein Körper lagert neutralisierte Schlacken gebunden an Wasser und Fett im Bindegewebe ab und es entsteht Cellulite.

Wenn du unter Cellulite leidest, solltest du konsequent auf eine basenüberschüssige Ernährung und Sport im aeroben Bereich achten.

Falten:

Bereits ab dem 25 Lebensjahr beginnt die natürliche Hautalterung. Spannkraft und Elastizität lassen langsam nach. Die Hauptverantwortliche für ein sichtbares Altern der Haut ist die Sonne. UV-Strahlen sind die wichtigste Ursache für verminderte Elastizität, Pigmentierung und Sonnenflecken.

UV-Strahlen schädigen unter anderem die Zellmembran und es entstehen freie Radikale. Die Strahlen dringen in die Lederhaut und schaden den elastischen Fasern. Das führt zur vorzeitigen Hautalterung. Neben vermehrten Falten und einer schlaffen Haut können Sonnenschäden, Hyperpigmentierung und im schlimmsten Fall Hautkrebs entstehen.

Der Anteil an Kollagen und Elasthan in der Haut sinkt und die Haut verliert an Volumen und Elastizität. Zudem verliert sie ihre Fähigkeit, ausreichend Feuchtigkeit zu speichern, und die körpereigene Produktion natürlicher Feuchtigkeitsfaktoren lässt nach. Auch Rauchen beschleunigt die Hautalterung. Zigaretten bestehen aus tausenden Substanzen, die die Haut schädigen.

Ein weiterer Risikofaktor ist Zucker. Zucker verbindet sich mit Eiweißen in einem Prozess, der Glykation heißt. Dabei können Zellen und Gewebe Schaden nehmen. Freie Radikale zerstören Kollagen und Elastin und halten deinen Körper davon ab, neues zu produzieren. Weitere Ursachen sind Alkoholkonsum, zunehmende Umweltverschmutzung, hormonelle Umstellungen und Stress.

Vermeide Zucker in deiner täglichen Ernährung und achte auf genügend Flüssigkeit. Du solltest mindestens zwei Liter stilles, gesundes Wasser trinken. Zudem ist es ganz wichtig, einen gesunden, nachhaltigen Lebensstil zu führen.

Haarausfall und brüchige Nägel

Häufige Ursachen dafür sind Stress, Wechseljahre, Schwangerschaft, Schilddrüse, Medikamente, Belastung mit Schwermetallen und Toxinen, Stoffwechselkrankheiten u.v.m.

Aber die eigentliche Ursache für Haarausfall ist die gravierende Mangel- und Fehlernährung. Der Organismus steht unter ständigem Vital- und Mineralstoffmangel und in Folge dessen einer permanenten Übersäuerung. Das Verdauungssystem und der Darm werden ebenfalls in Mitleidenschaft gezogen, in Folge dessen kann der Körper die Nährstoffe nicht mehr resorbieren.

Füll deine Mineral- und Vitalstoffdepots auf durch eine basenüberschüssige Ernährung und trink täglich einen grünen Smoothie.

Die Wechseljahre

In den Wechseljahren ändert sich der Hormonspiegel der Frau. Die monatliche Menstruation bleibt irgendwann aus, und somit auch die regelmäßige Schadstoffausscheidung. Wenn diese monatliche Reinigungsmöglichkeit wegfällt, übersäuert der Körper viel schneller.

Er versucht, diese Säuren und Gifte loszuwerden, und reagiert mit Hitzewallungen und Schweißausbrüchen. Nun treten verstärkt Wassereinlagerungen im Bindegewebe auf, da der Körper die Säuren gebunden an Wasser und Fett ins Bindegewebe einlagert. Die Folge ist Gewichtszunahme. Zudem werden vermehrt Mineralstoffdepots angegriffen wie Haare, Haut, Nägel, Gefäße und Adern, Knochen, Knorpel, Sehnen etc.

Deshalb ist es ganz wichtig, in den Wechseljahren den Säure-Basen-Haushalt im Auge zu behalten. Vermeide Schadstoffe und Säurebildner, iss vitalstoffreich, trink viel gesundes Wasser und ersetz die fehlende Menstruation durch basische Körperpflege und viel moderate Bewegung an der frischen Luft.

Die überlastete Leber

Deine Leber ist täglich vielen Bedrohungen ausgesetzt. Wird es irgendwann zu viel, kann das zu einer überlasteten Leber führen. Ein ungesunder Lebensstil und die zunehmenden Umweltgifte, Bakterien, Viren, Pilze, Adrenalin, Alkohol und Rauchen belasten täglich die Leber.

Wenn die Leber überlastet ist, kann das folgende Symptome auslösen:

Hitzewallungen, Nachtschweiß, Schwellungen, Wassereinlagerungen, Gewichtszunahme, Depression, dunkle Augenringe, Pigmentstörungen, schlechte Nägel und Haut, Akne, Ekzeme, Psoriasis, hoher Blutdruck, chronische Dehydrierung, Krampfadern, Schlaflosigkeit, Verstopfung, Blähbauch, chronische Müdigkeit u.v.m.

Was kannst du gegen vorzeitige Alterung tun?

Jungbrunnen Leber:

Das beste Anti-Aging-Mittel gegen zahlreiche Probleme beim Älterwerden ist die Heilung deiner Leber. Sie ist das wichtigste Entgiftungsorgan und muss täglich Schwerstarbeit für dich verrichten. Deshalb meide alles, was deine Leber belastet und unterstütze sie täglich mit gesunder Ernährung und Bitterstoffen (Rucola, Artischocke, Endiviensalat usw.).

Kalorienreduktion:

Es ist eindeutig und unwiderlegbar nachgewiesen, dass Kalorienreduktion das Leben verlängert. Bereits in den 1930-er Jahren machte der amerikanische Forscher Clive McCay in diesem Forschungszusammenhang systematische Fütterungsversuche an Laborratten. Nahmen diese Ratten ca. 30 % weniger Kalorien zu sich, verlängerte sich ihre Lebenserwartung um bis zu 50 %. Durch diese Kalorienreduktion aktiviert die Zelle sogenannte Sirtuine. Diese reparieren Schäden in den Zellen und in der DNA. Diese Tatsache lässt uns länger leben.

Zusätzliche Maßnahmen:

- Verwende täglich eine Creme mit LSF, auch wenn es bewölkt ist
- Verwende täglich die richtige Gesichtspflege ohne belastende Inhaltsstoffe

- Achte auf ausreichend Schlaf
- Ernähr dich basenüberschüssig und gesund
- Sorge für regelmäßige Entspannung
- Beweg dich mindestens dreimal in der Woche moderat und gesund
- Du solltest nicht rauchen
- Trink wenig bis gar keinen Alkohol
- Mache zweimal wöchentlich Intervallfasten
- Reduziere deinen Fettkonsum, das macht dein Blut dünn und du kannst besser entgiften
- Trink täglich zwei bis drei Liter Wasser und sorge für ausreichende Hydrierung deines Körpers
- Vermeide Zucker
- Remineralisiere deinen Körper
- Trink täglich einen grünen Smoothie

Es gibt nur zwei Tage in deinem Leben, an denen du nichts ändern kannst. Der eine ist gestern und der andere ist morgen.

-Dalai Lama-

Kapitel 3

Die Umsetzung

Die 21-Tage-Challenge - Starte durch in dein neues Leben

Du weißt jetzt, was du in deinem Leben alles optimieren kannst und willst. Nun bist du bereit für die Umsetzung. Im nächsten Teil dieses Buches wendest du alle erlernten Strategien an. Es ist deine persönliche Challenge zu deinem neuen ICH. Du gehst ab heute täglich einen Schritt vom „IST-Zustand" zum „SOLL-Zustand". Ich wünsche dir nun viel Spaß auf deiner Reise vom „Lesen zum Tun".

Die Vorbereitung

Bevor du mit deiner 21-Tage-Lifestyle-Challenge beginnst, solltest du dir alle Lektionen durchgelesen haben. Es ist wichtig zu verstehen, warum du alles tust. Falls du gesundheitliche Probleme hast, sprich bitte zu Beginn deiner Lebensstilumstellung mit einem Arzt über dein Vorhaben.

Führ täglich ein Ernährungs- und Lifestyle-Tagebuch

Während deiner 21-Tage-Lifestyle-Challenge wirst du ein Ernährungs- und Lifestyle-Tagebuch führen. Du findest es im Anhang dieses Buches. Es ist dein persönlicher Coach und Wegbegleiter zu einem besseren und gesünderen Lebensstil. Es hilft dir dabei, Klarheit über deine täglichen Ess- und Lebensgewohnheiten zu erhalten und diesen genauer auf den Grund zu gehen. Es bringt dich jetzt zur Umsetzung des Gelesenen und du wendest damit alle erlernten Strategien sofort an.

Warum du deine Ernährungs- und Lebensgewohnheiten täglich protokollieren solltest

Dadurch wird dein Bewusstsein für deine Ernährung und deinen Lebensstil geschärft, versteckte Kalorien werden entlarvt und Mangelzustände aufgedeckt. Durch unser heutiges Konsumverhalten ist uns oftmals nicht bewusst, wieviel und vor allem was wir täglich essen oder welche Lebensbereiche aus der Balance geraten sind. Ein Ernährungs- und Lifestyle-Tagebuch hilft dir, Muster und Zusammenhänge aufzudecken und zu erkennen.

Dein Umsetzungsplan:

Sieh diesen Umsetzungsplan für deine Lifestyle-Challenge wie eine Art Werkzeugkasten, aus dem du dich bedienen kannst.
Alles kann, nichts muss. Falls dir alles auf einmal zu viel ist, fang einfach an und integriere den Rest nach und nach in dein Leben. Es gibt keine Ausreden mehr!

Einmalige Aufgaben:

Optimiere deine Küche:

Überprüfe deine Getränke und Lebensmittel und entsorge alles, was dir nicht guttut. Werde zum Lebensmitteldetektiv und schau dir auch die Inhaltsstoffe ganz genau an. Brauche alle Produkte, die du nicht mehr essen oder trinken möchtest, auf oder verschenke sie bevor du startest. Schau auch mal deine Küchengeräte durch und überlege dir, welche Neuanschaffungen sinnvoll wären. Eine sehr gute Investition ist zum Beispiel die Anschaffung eines Smoothie Mixers oder Entsafters.

Diese Dinge solltest du aus deiner gesunden Küche entfernen:

- Mikrowelle
- Lebensmittel mit Konservierungs- und Geschmacksstoffen
- Konserven
- Plastikflaschen und Plastikverpackungen
- Industriell verarbeitete Produkte
- Produkte mit Weizen oder Gluten
- Milch und Milchprodukte
- Zucker und Lebensmittel, die Zucker enthalten
- Aspartam

- Raffiniertes Salz
- Glutamat
- Fertigprodukte
- Nitrite
- Lektine
- Fisch aus Aquakultur
- Fleisch aus Massentierhaltung
- Eier von nicht freilaufenden Hühnern
- Putzmittel mit Chemikalien
- Alufolie, Aluschalen, Kaffeekapseln mit Aluminium
- Aluminiumbeschichtete Töpfe und Pfannen, sowie zerkratzte Teflonpfannen

Überprüfe dein Badezimmer:

Auch deine Kosmetikprodukte solltest du auf ihre Inhaltsstoffe überprüfen. Dabei ist auf Folgendes zu achten:

- Ist in deinem Deodorant Aluminium enthalten?
- Benutzt du Zahnpasta mit Fluorid?
- Welche Inhaltsstoffe befinden sich in deinen Kosmetikprodukten?
- Benutzt du Duft- oder Raumsprays?

Optimiere deine Lichtquellen:

Überprüfe deine Lichtverhältnisse. Wo kannst du zu viel Blaulichtquellen durch Bio-Licht ersetzen? Installiere die App f.lux auf deinem Laptop und deinem Handy. Oder bestell dir eine Blueblocker-Brille.

Überprüfe dein Schlafzimmer:

In deinem Schlafzimmer sollte sich weder Fernseher noch Computer oder Handy befinden. Es ist der Ort an dem dein Körper zur Ruhe kommen und regenerieren soll. Sorge für gute, frische Luft. Dunkle dein Zimmer voll ab, bevor du schlafen gehst, und schalte alle elektronischen Geräte aus.

Optimiere deine Elektrosmog-Situation:

Wo kannst du statt WLAN-Router auch Kabel benutzen? Lass dir einen Zentralschalter einbauen, mit dem sich dein WLAN-Router ab einer bestimmten Uhrzeit automatisch ausschaltet. Entferne alle elektronischen Geräte aus deinem Schlafzimmer.

Mach täglich Digital Detox und lass dein Handy auch mal aus. Lass deinen Schlafplatz/Wohnraum von einem Baubiologen untersuchen.

Überprüfe deine Wohnsituation:

Befindet sich irgendwo in deinem Haus bzw. deiner Wohnung Schimmel? Falls ja, lass ihn von einem Fachmann entfernen. Wurden irgendwo Baumaterialien, PVC, Böden oder Farben benutzt, die eventuell giftige Dämpfe ausscheiden?

Lass die Qualität deines Trinkwassers testen:

Du kannst dein Trinkwasser ganz einfach in einem Labor testen lassen. Die Kosten betragen ca. 90 Euro. Benutze einen Wasserfilter.

Optimiere deine Nahrungsergänzungsmittel:

Nimm nicht einfach irgendwelche Nahrungsergänzungsmittel ein, sondern besprich mit einem Ernährungsberater, Heilpraktiker oder Arzt, welche Präparate für dich sinnvoll sind. Lass dich gegebenenfalls vorher auf Mängel testen.

Mach einen Zahnarzttermin:

Klär ab, ob du eventuell „tote Zähne“ oder alte Amalgamfüllungen hast.

Ermittle deinen Grenzpuls:

Berechne deinen Grenzpuls oder mach eine E-Scan Atemgasanalyse.

Wöchentliche Aufgaben:

Dein Einkauf:

- Plane deine Rezepte und deinen Einkauf für jede Woche
- Kauf frische, lokale, saisonale, biologische, unverarbeitete und unverpackte Lebensmittel
- Gehe möglichst in Bio-Märkten, auf dem Wochenmarkt, in Naturkost- oder Hofläden einkaufen

Deine Bewegung:

- Treibe zwei- bis dreimal wöchentlich Krafttraining und aerobes Ausdauertraining
- Dehne anschließend deinen Körper
- Springe regelmäßig zehn Minuten Trampolin
- Mach mindestens einmal die Woche ein Tabata Training und steigere dich langsam

Deine Regeneration:

- Mach nach deinem Kraft- Ausdauer-Training immer einen Tag Pause
- Geh regelmäßig in die Sauna oder Infrarotkabine
- Basische Bäder eignen sich perfekt zur Regeneration und beugen Muskelkater vor

Tägliche Aufgaben:

- Dusche erst warm, dann kalt oder mach eine Kälteanwendung
- Mach Ölziehen vor deiner Zahnpflege
- Versuch täglich 10.000 Schritte zu gehen
- Geh an die frische Luft und in die Sonne
- Nimm dir regelmäßig kleine Auszeiten, meditiere fünf Minuten oder
  konzentriere dich auf deinen Atem
- Mach Atemübungen
- Lebe im Hier und Jetzt
- Übe Achtsamkeit
- Lüfte regelmäßig deine Wohnung
- Achte auf sieben bis acht Stunden Schlaf

Deine Tagesroutine:

- Reflektiere deinen Tag
- Setz dir täglich drei Ziele und überprüfe ob du sie erreicht hast
- Schreib dir eine positive Affirmation auf und wiederhole sie mehrmals
- Sei dankbar
- Visualisiere deine Ziele
- Schreib dir abends deine „glücklichen Momente" auf

Deine Ernährung:

- Trinke zwei bis drei Liter gesundes Wasser (Nicht zu den Mahlzeiten!)
- Trink täglich einen grünen Smoothie oder frisch gepressten Saft
- Trink täglich heißes Zitronenwasser
- Erhöhe deinen Rohkostanteil
- Achte auf genügend Ballaststoffe, fermentierte Lebensmittel (z.B. Kefir) und resistente Stärke (z.B gekochte und abgekühlte Kartoffeln)

- Beachte bitte immer die 70:30 Regel (70 % basenüberschüssig, 30 % säureüberschüssig ernähren)
- Versuch max. 500 g Fleisch (davon nur 300 g rot) wöchentlich zu essen und einmal Fisch, ansonsten ernähr dich von pflanzlichem Eiweiß
- Iss Obst in der ersten Tageshälfte, möglichst nur auf nüchternen Magen
- Kau deine Speisen möglichst lange
- Erhitz deine Speisen nicht über 42 Grad und verwende die richtigen Öle
- Falls du Probleme hast mit deiner Verdauung, beachte die richtigen Lebensmittelkombinationen
- Ansonsten iss Getreide in der ersten Tageshälfte und Eiweiß in der zweiten Tageshälfte
- Mach zwei- bis dreimal wöchentlich Intervallfasten

Diese Dinge solltest du meiden:

- Weizen
- Gluten
- Milch und Milchprodukte
- Zucker

- Aspartam
- Raffiniertes Salz
- Glutamat
- Fertigprodukte
- Transfettsäuren
- Nitrite
- Zu viel Lektine
- Fisch aus Aquakultur
- Fleisch aus Massentierhaltung
- Eier von nicht freilaufenden Hühnern
- Rauchen
- Alkohol

Dein Mahlzeitenplan:

Iss täglich drei Mahlzeiten mit vier bis fünf Stunden Pause dazwischen

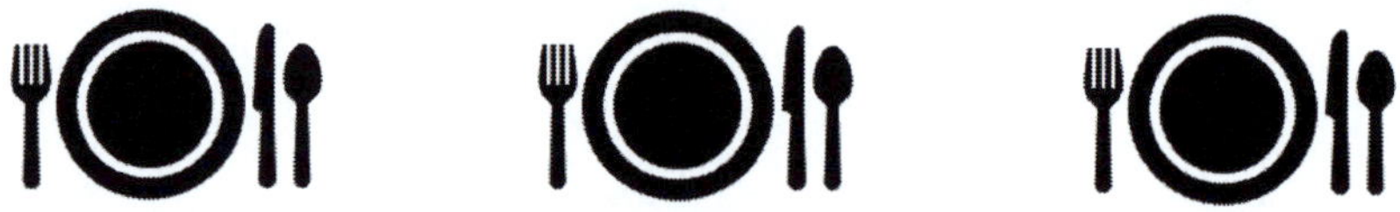

Mach zwei bis dreimal wöchentlich Intervallfasten

Beispiel für Intervallfasten abends: Erste Mahlzeit um 8.00 Uhr, letzte Mahlzeit um 16.00Uhr

Beispiel für Intervallfasten morgens: Erste Mahlzeit um 11.00 Uhr, letzte Mahlzeit um 19.00 Uhr

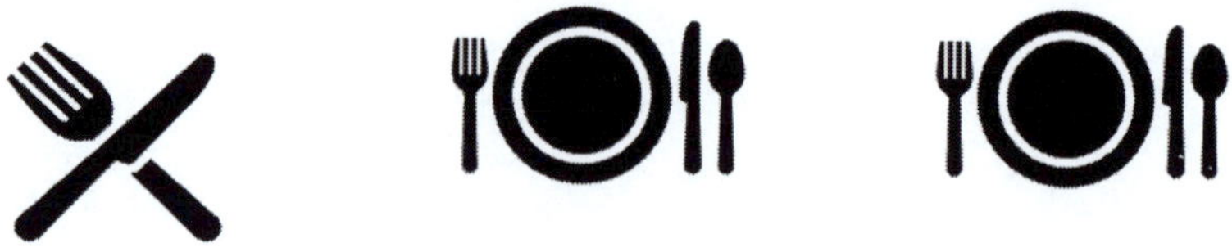

Anhang:

Lebensmittelliste für den Säure-Basen-Haushalt

Basenbildende Lebensmittel (70 % in Ernährung einbauen):

- Obst
- Gemüse
- Salat
- Sprossen
- Frische Kräuter
- Basisches Eiweiß (Lupinen Mehle, Konjaknudeln)
- Pseudogetreide: Hirse, Quinoa, Amaranth, Buchweizen, Hafer
- Kartoffeln, Süßkartoffeln, Kürbis, Pastinaken
- Mandeln, Mandelmus
- Esskastanien
- Lupinenprotein
- Obst- und Gemüsesäfte (frisch gepresst)
- Kräutertees
- Pflanzliche Drinks wie Hafer-, Reis-, Soja, Mandel- oder Kokosdrink (ohne Aroma oder Zuckerzusatz)

Neutral:

- Lein-, Hanf-, Raps- und Olivenöl
- Butter, Sahne
- Kokosfett, Ghee
- Leinöl-Mager Quark (nach Budwig)

Gute säurebildende Lebensmittel (30 % in Ernährung einbauen):

- Fleisch (aus biologischer Landwirtschaft, artgerechte Haltung)
- Fisch (Wildformen, achte beim Kauf auf Bio- und Umweltsiegel)
- Soja-/Lupinenprodukte
- Eier (Bio, freilaufende Hühner)
- Tofu (nur hochwertige fermentierte Bio-Produkte, Miso, Tempeh)
- Vollkornprodukte (Dinkel, Roggen, Gerste, Hafer)
- Vollkornreis
- Bulgur
- Couscous (Dinkel)
- Hülsenfrüchte (Erbsen, Linsen, Bohnen)
- Mais (Pasta, Polenta)

- Agavendicksaft, Honig
- Ziegenkäse, Schafsjoghurt oder Quark
- Pflanzliches Proteinpulver (Hanf-, Reis-, Erbsenprotein)
- Ölsaaten (Leinsaat, Sesam, Hanfsaat, Sonnenblumen-, Kürbiskerne Chiasamen)
- Nüsse
- Reines Kakaopulver, Zartbitterschokolade ab 75 %

Schlechte säurebildende Lebensmittel (Bitte meiden!):

- Schweinefleisch
- Milchprodukte
- Wurstwaren
- Zucker
- Süßwaren
- Zu viel Kochsalz
- Süßstoffe
- Fast Food
- Fertigprodukte
- Getreideprodukte aus Auszugsmehlen (Back- und Teigwaren)

- Nudeln
- Salzige Knabbereien
- Alkohol
- Soft- und Energydrinks
- Fruktose haltige Getränke und Süßwaren
- Ketchup
- Senf (Ausnahme: Bio-Senf ohne säurebildende Zusätze)
- Schwarzer Tee, Früchtetee, Eistee
- Essig (Ausnahme: naturtrüber Apfelessig)

Binde- und Würzmittel:

- Gemüsebrühe (ohne Glutamat)
- Sojasauce (ohne Glutamat)
- Apfelessig (naturtrüb)
- Senf (Bio, zuckerfrei)
- Meersalz, Kräutersalz, Steinsalz, Himalayasalz
- Frische Kräuter
- Knoblauch
- Zwiebeln
- Ingwer
- Kurkuma
- Frischer Zitronensaft

Sinnvolle Küchengeräte:

Stabmixer, Entsafter, Smoothie Mixer, Spiralschneider, Wasserfilter

Die Ziellinie ist nur der Startschuss für eine neue Herausforderung.

-Perfekter Körper-

Dein Ernährungs- und Lifestyletagebuch

„Sorge dich gut um deinen Körper. Es ist der einzige Ort, den du zum Leben hast."

-JIM ROHN-

Warum du in 21 Tagen deinen Lebensstil optimieren kannst

Der Mensch ist ein Gewohnheitstier. Das festgefahrene Verhalten hat ja auch irgendwie etwas beruhigendes und bequemes. Eben weil es so bequem und gemütlich ist, und der innere Schweinehund so schwer zu bekämpfen ist, fällt man immer wieder in alte Gewohnheiten und Muster zurück. Untersuchungen haben ergeben, dass nach 21 Tagen alte Verhaltensweisen in neue Gewohnheiten umgewandelt werden können. Nach 21 Tagen des Durchhaltens ist dein neuer Lebensstil integriert. Nach diesen 3 Wochen haben sich deine neuen Verhaltensweisen verankert. Es kostet zwar viel Disziplin und Durchhaltevermögen, dann aber folgt die Belohnung. Dein innerer Schweinehund hat sich ergeben und nun fällt es dir leicht einfach weiter zu machen.

Also worauf wartest du noch?

Jede Reise beginnt mit dem ersten Schritt. Der erste ist immer der Wichtigste! Ich möchte es dir so einfach wie möglich machen. Spüre rein in dein neues Leben und du bekommst bestimmt Lust auf mehr. Mache einen Schritt nach dem anderen, aber laufe los! Lasse alte Gewohnheiten hinter dir. Schluss mit Bewegungsfaulheit, altem Ballast und Unzufriedenheit. Auf zur Lebensfreude, Leichtigkeit und Energie. Beginne jetzt mit deinem gesünderen Leben und du wirst selbst erleben wie deine Haut rosiger, dein Haar glänzender und dein Körper straffer wird.

„If it doesn´t challenge you, it doesn´t change you“

-Fred Devito-

Deine 21-Tage-Lifestyle-Challenge

Da das Ziel dieses Lifestyle Planers ist, dich schnell und einfach zu einem gesünderen Lebensstil zu führen, habe ich diese 21-Tage-Challenge integriert. Versuche die in diesem Buch beigefügten Tipps 21 Tage am Stück konsequent umzusetzen. Ich verspreche dir, dass du dich jeden Tag besser, leichter und fitter fühlen wirst.

Falls du bei deiner Challenge auch abnehmen möchtest und noch mehr Unterstützung benötigst, kannst du dich unter

www.christinasamorey.de

näher informieren.

Ich wünsche dir nun viel Spaß beim Umsetzen.

„Selbst die längste Reise beginnt mit dem ersten Schritt.“

-Konfuzius-

Die 21-Tage-Lifestyle-Challenge

START	TAG 1 GEWICHT:_____	TAG 2 GEWICHT:_____	TAG 3 GEWICHT:_____
TAG 4 GEWICHT:_____	TAG 5 GEWICHT:_____	TAG 6 GEWICHT:_____	TAG 7 GEWICHT:_____
TAG 8 GEWICHT:_____	TAG 9 GEWICHT:_____	TAG 10 GEWICHT:_____	TAG 11 GEWICHT:_____
TAG 12 GEWICHT:_____	TAG 13 GEWICHT:_____	TAG 14 GEWICHT:_____	TAG 15 GEWICHT:_____
TAG 16 GEWICHT:_____	TAG 17 GEWICHT:_____	TAG 18 GEWICHT:_____	TAG 19 GEWICHT:_____
TAG 20 GEWICHT:_____	TAG 21 GEWICHT:_____	ZIEL	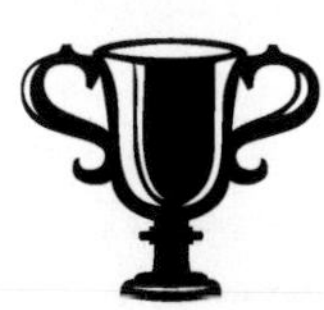

Dein Lifestyle-Check

Wenn du ein Leben lang fit, gesund, leichter und besser leben möchtest, musst du deine Lebensweise Schritt für Schritt umstellen. Der Sinn eines Lifestyle-Checks ist, sich hinzusetzen und einmal deine Ernährungs-, Trainings- und Lebensgewohnheiten zu überdenken. Mache dir bewusst, wie du dein Leben bisher gestaltet hast, und wie du es in Zukunft gestalten möchtest. Was ist in deinem Leben nicht mehr stimmig? Wovon möchtest du dich trennen? Tägliche Psychohygiene deckt ungünstiges Verhalten und negatives Denken auf. Womit fütterst du deinen Geist täglich? Wie ernährst du dich und welche Nahrungsmittel kaufst du ein? Wie oft treibst du Sport? Wie kannst du dein Leben sinnvoller gestalten und gesünder leben?
Da wir Menschen ja Individuen aus Körper, Geist und Seele sind, gilt es auch alle Lebensbereiche zu überprüfen.

Dein Lifestyle-Check:

Bestandsaufnahme:

Ist dein Leben aus der Balance geraten?

Nehme dir jetzt Zeit und setze dich mit deinem augenblicklichen Lebensstil auseinander. Es gibt keine "richtige" oder "falsche Lösung". Dieser Lifestyle-Check soll lediglich einen Anstoß geben, dein Leben bzw. deinen Lebensstil zu überdenken und, wenn nötig, selbst aktiv zu gestalten.

Musst du eine der folgenden Fragen mit ja beantworten?
Kreuze deine Antwort an!

Nimmst du trotz Diät und Sport nicht ab?

Hast du Übergewicht?

Ja: ❑ Nein: ❑

Leidest du an Verdauungsproblemen oder Sodbrennen?

Ja: ❑ Nein: ❑

Ernährst du dich mehr als zweimal die Woche von Fast Food?

Ja: ❑ Nein: ❑

Achtes du beim Einkauf auf Qualität? (Bio, saisonal, regional, unverarbeitet)

Ja: ❑ Nein: ❑

Isst du häufig Fertigprodukte?

Ja: ❑ Nein: ❑

Rauchst du?

Ja: ❑ Nein: ❑

Trinkst du regelmäßig Alkohol?

Ja: ❑ Nein: ❑

Hast du Allergien oder Nahrungsmittelunverträglichkeiten?

Ja: ❑ Nein: ❑

Übst du eine sitzende Tätigkeit aus?

Ja: ❑ Nein: ❑

Treibst du weniger als zweimal wöchentlich Sport?

Ja: ❑ Nein: ❑

Bist du bereits nach kleinster Anstrengung aus der Puste?

Ja: ❑ Nein: ❑

Kannst du mit deinen Fingern deine Zehenspitzen nicht mehr berühren?

Ja: ❑ Nein: ❑

Fühlst du dich häufig müde, ohne Energie und Antrieb?

Ja: ❑ Nein: ❑

Schläfst du schlecht?

Ja: ❑ Nein: ❑

Schläfst du regelmäßig weniger als 8 Stunden?

Ja: ❑ Nein: ❑

Hast du häufig Glieder- oder Nackenschmerzen?

Ja: ❑ Nein: ❑

Bist du oft unkonzentriert?

Ja: ❑ Nein: ❑

Hast du häufig Stresssituationen?

Ja: ❑ Nein: ❑

Fühlst du dich oft erschöpft?

Ja: ❑ Nein: ❑

Hast du nur selten Auszeiten zum Entspannen im Alltag?

Ja: ❑ Nein: ❑

Wird dir der Spagat zwischen Familie und Beruf oft zu viel?

Ja: ❑ Nein: ❑

Bist du unzufrieden mit dir und deinem Aussehen?

Ja: ❑ Nein: ❑

Leidest du unter Haarausfall?

Ja: ❑ Nein: ❑

Hast du Cellulite?

Ja: ❑ Nein: ❑

Leidest du unter Wechseljahrsbeschwerden?

Ja: ❑ Nein: ❑

Hast du Hautprobleme?

Ja: ❑ Nein: ❑

Hast du deine Ziele und Träume aus den Augen verloren?

Ja: ❑ Nein: ❑

Gewinnt bei dir regelmäßig der „Innere Schweinehund?“

Ja: ❑ Nein: ❑

Wird dir bei dem Gedanken, dass dein Leben in 5 Jahren noch genauso aussieht ganz anders?

Ja: ❑ Nein: ❑

Startest und beendest du deinen Tag mit positiven Gedanken?

Ja: ❑ Nein: ❑

Bist du der Meinung, dass du einen ungesunden Lebensstil führst ?

Ja: ❑ Nein: ❑

Auswertung:

Wenn du mehr als 50 Prozent der Fragen mit ja beantwortet hast, besteht dringender Handlungsbedarf. Es wird Zeit eine Bestandsaufnahme deines aktuellen Lebensstils zu machen. Durchleuchte alle Bereiche deines Lebens. Dein Auto bringst du schließlich auch regelmäßig zur Inspektion. Aber auch wenn es nicht über 50 Prozent sind, ist es nie ein Fehler regelmäßig zu prüfen, ob es in deinem Leben Bereiche gibt, die aus der Balance geraten sind. Dieser Check soll dir dabei helfen, auf Dysbalancen aufmerksam zu werden.

Dein IST- Zustand vom Leben:

Mache jetzt deine persönliche Bestandsaufnahme. Male alle Bereiche in verschiedenen Farben aus. Das bedeutet, je erfüllter du einen Bereich findest, desto weiter malst du ihn aus.

Vorher:

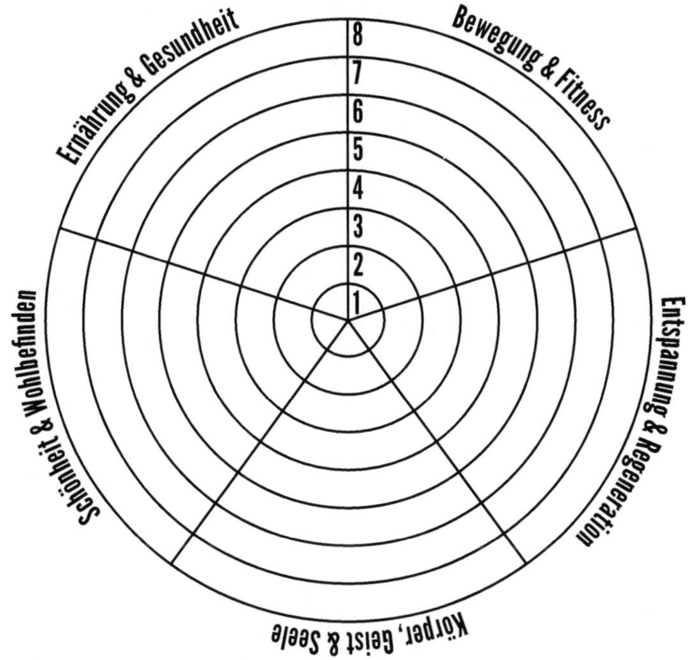

Welche Bereiche sind erfüllt?

___

___

___

___

___

Welche Bereiche gilt es zu optimieren?

___

___

___

___

___

Dein SOLL- Zustand vom Leben:

Kehre nach 21 Tagen zurück, und schaue was sich an deinem Lebensstil verändert hat.

Nachher:

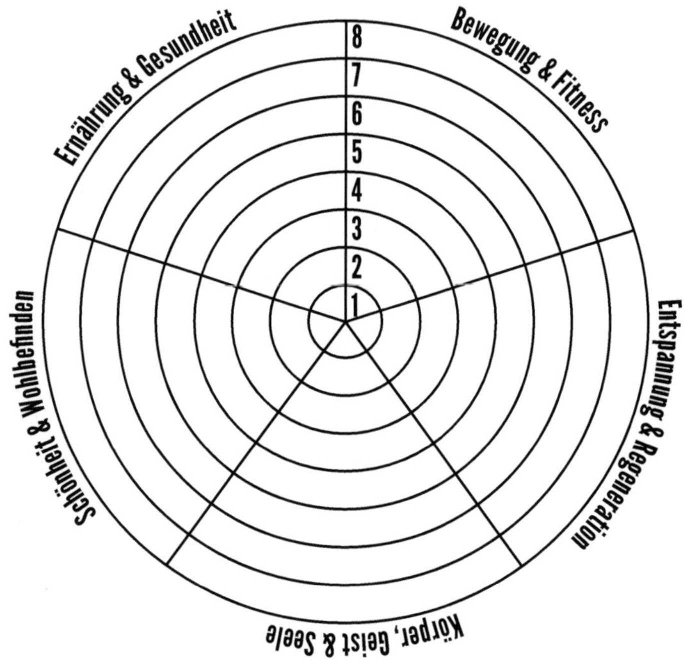

Welche Bereiche haben sich verbessert?

Welche Bereiche möchtest du weiter optimieren?

Deine Bestandsaufnahme vom Körper:

Mache nun die Bestandsaufnahme von deinem Körper.
Kehre auch hier nach 21 Tagen zurück, und trage ein was sich verändert hat.

❑ Männlich 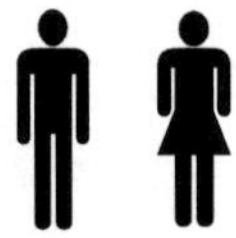 ❑ Weiblich

	Vorher:	Nachher:
Körpergewicht:		
BMI:		
Körperfettanteil:		
Oberarme:		
Taille:		
Hüfte:		
Po:		
Oberschenkel:		

Tipp:

Die beste Möglichkeit zur Erfassung deiner Körperdaten ist mit einer Inbody Körperzusammensetzungsanalyse (Bioelektrische Impendanzmessung). Dabei werden Muskelmasse, muskuläre Dysbalancen, Körperfett, viszerales Bauchfett, Körperwasser usw. gemessen. Du kannst diese Analyse bei ausgesuchten Ärzten, in Fitnessstudios oder bei Ernährungsberatern machen lassen. Eine weitere Möglichkeit sind einfache Körperanalysewaagen, oder du benutzt eine Körperfettzange. Zur Berechnung deines BMI Wertes findest du im Internet zahlreiche kostenlose Tools. Alle weiteren Daten misst du mit einem Maßband.

Negative Kalorienbilanz:

Willst du dein Gewicht reduzieren brauchst du eine negative Kalorienbilanz. Das heißt, du musst mehr Kalorien verbrauchen, als du zu dir nimmst. Am besten ist es natürlich, wenn du deinen Kalorienverbrauch durch Bewegung in die Höhe schraubst.
Dein täglicher Kalorienbedarf setzt sich aus Grundumsatz und Leistungsumsatz zusammen.

Grundumsatz:

Energiemenge (Kalorien), die dein Körper benötigt, um seine Grundfunktionen in völliger Ruhe, also ohne körperliche Anstrengung, aufrechtzuerhalten.

Leistungsumsatz:

Die durch jegliche Art von körperlicher Aktivität verbrauchte Energiemenge.

Berechnung Grundumsatz (Harris-Benedict-Formel):

Diese Formel bezieht ausschlaggebende Faktoren wie Geschlecht, Größe, Gewicht und Alter mit ein.

Männer:

66 + (13,8 x Gewicht in kg) + (5,0 x Größe in cm) – (6,8 x Alter in Jahren)

Frauen:

655 + (9,5 x Gewicht in kg) + (1,9 x Größe in cm) – (4,7 x Alter in Jahren)

Ein Beispiel:

Anna 48 Jahre alt, 163 cm groß, Gewicht 57 kg.
655+(9,5 x 57 kg) + (1,9 x 163 cm) – (4,7 x 48) = 1280,6

Leistungsumsatz (PAL-Wert):

Sehr leicht aktiv = **1,2**
(nur sitzen oder liegen)

Leicht aktiv = **1,4 – 1,5**
(sitzende Tätigkeit, aktiv im Alltag)

Mäßig aktiv = **1,6 - 1,7**
(sitzende Tätigkeit, gehen, stehen z. B Lehrer oder Schüler)

Aktiv = **1,8-1,9**
(hauptsächlich stehen und gehen z. B Verkäufer oder Kellner)

Stark aktiv = **2,0 – 2-4**
(körperliche anstrengende Tätigkeit z. B Bauarbeiter)

Berechnung deines Gesamtenergieumsatzes:

Grundumsatz mit dem Aktivitätsfaktor des Leistungsumsatzes multiplizieren.

Beispiel:
Grundumsatz 1500 x 1,4 = Gesamtenergieumsatz 2100 kcal pro Tag.

Vorher Foto:

Nachher Foto:

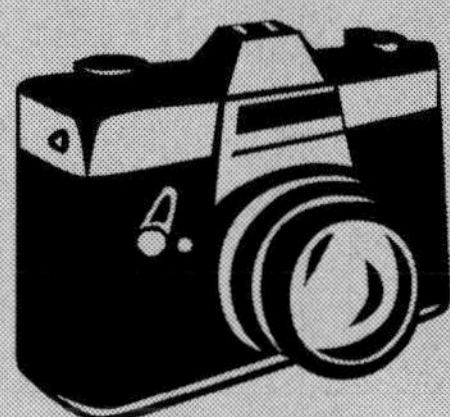

Deine Zielsetzung:

Entscheidend für den Erfolg und deine Zielerreichung ist die konkrete Zieldefinition. Um deine Ziele möglichst genau und richtig zu definieren, eignet sich die bekannte SMART-Methode.

Diese Methode hat ihren Ursprung 1981 und stammt von George T. Doran, er stellte damals fest, dass die methodische Vorgehensweise Ziele zu definieren hilft, daraus Handlungen abzuleiten und dadurch Erfolgschancen zu verbessern.

SMART steht dabei für:

- Spezifisch (exakt beschrieben)
- Messbar (genaue Kennzahlen)
- Attraktiv (für dich erstrebenswert)
- Realistisch (nicht zu hochgesteckt, es muss erreichbar sein)
- Terminiert (exaktes Datum)

Z.B.: Ich werde drei Mal die Woche Sport treiben, damit ich bis 17. August 2 kg abgenommen habe.

Erfolgreich zu sein setzt zwei Dinge voraus: Klare Ziele und den brennenden Wunsch, sie zu erreichen.

-Johann Wolfgang von Goethe-

Setze dir jetzt deine Ziele in allen Lebensbereichen:

Ernährung & Gesundheit:

Bewegung & Fitness:

Entspannung & Regeneration:

Körper, Geist & Seele:

Schönheit & Wohlbefinden:

Nur wer sein Ziel kennt findet den Weg

- Laotse -

Dein Handlungsplan:

Wo bin ich?	Wo will ich hin?	Wie komme ich dahin?
Ich wiege 85 kg	Ich habe am 17.08.21 5 kg abgenommen!	Durch Ernährungs-umstellung

Dein Vision Board

Ein Vision Board ist ein sehr magisches Tool, mit Hilfe dessen du deine Träume und Ziele noch besser visualisieren kannst. Je klarer du das Bild von deiner Zukunft siehst, umso besser siehst du deinen Weg. Definiere deine Vision von deiner „perfekten Zukunft".

Sammle Bilder, Sprüche oder Zitate von allen Dingen, die du dir wünscht. Erstelle ein Vision Board, nutze Zeitschriften, Bilder und Kataloge dafür. Du kannst für dein Vision Board das dafür vorgesehene Feld in diesem Buch oder eine Pinnwand, einen Bilderrahmen oder ein Plakat verwenden. Werde kreativ und lasse deiner Phantasie freien Lauf!
Hänge deine Collage so auf, dass du sie täglich sehen kannst. Das motiviert ungemein.

Kreiere die größte Vision für dein Leben, denn du wirst das, an was du glaubst!

- Oprah Winfrey -

✶ Vision Board ✶

Was hält dich noch davon ab, deine Ziele zu erreichen?

Glaubenssätze:

Glaubenssätze, Überzeugungen, Einstellungen oder Meinungen sind unterbewusste Lebensregeln. Sie entstehen aus der Verarbeitung und Bewertung früherer Erlebnisse, oft aus der Kindheit, den Medien oder Schlüsselerlebnissen. Sie bestimmen dein tägliches Verhalten, da du sie kaum hinterfragst und du unterbewusst von Ihnen überzeugt bist.
Wurde dir zum Beispiel als Kind immer gesagt, dass du dick bist, glaubst du das unterbewusst bis heute. Es ist wichtig negative Glaubenssätze zu erkennen und diese zu ändern. Sie können dich enorm einschränken, behindern und unglücklich machen. Im Gegenzug sorgen positive Glaubenssätze dafür, dass du glücklich und selbstbestimmter leben kannst. Sie können dich bei deinen Zielen sehr unterstützen.

Achte täglich auf deine Gedanken und schreibe dir solche Glaubenssätze auf. Wenn du dir angewöhnt hast darauf zu achten, werden dir immer mehr destruktive Glaubenssätze auffallen. Frage dich anschließend "Ist das wirklich wahr?", danach korrigierst du ihn und ersetzt ihn durch einen positiven Glaubenssatz. Streiche deinen alten Glaubenssatz bewusst durch, den brauchst du jetzt nicht mehr. Wenn du Lust hast, kannst du dir alle alten Glaubenssätze auf einen Zettel schreiben und ihn beim nächsten Vollmond verbrennen!

„Egal, ob du glaubst du schaffst es oder du schaffst es nicht, du wirst immer Recht behalten."

-Henry Ford-

Negative Glaubenssätze:

Schreibe hier alle negativen Glaubenssätze, die dir einfallen, auf:

Z.B.: Ich werde es nie schaffen abzunehmen

Ersetze jetzt deine negativen Glaubenssätze durch positive:

Wichtig: Positive Formulierung, Gegenwartsform verwenden, "Ich bin/Ich habe" sollte am Satzanfang stehen.

Z.B.: Ich habe 10 kg abgenommen und fühle mich gesund und fit

Dein Ernährungstagebuch

Beginne nun damit 21 Tage lang konsequent dein Ernährungs- und Lifestyletagebuch zu führen. Durch das tägliche protokollieren deiner Lebensgewohnheiten gelingt es dir Ernährungsfehler aufzudecken und ungesunde Verhaltensweisen aufzuspüren. Es wird dir deine Gewohnheiten bewusst machen und dich zu einer sinnvollen Selbsterkenntnis führen.

Nehme dir täglich ein paar Minuten Zeit nur für dich, es wird sich lohnen, das kann ich dir jetzt schon versprechen.

Auf der nächsten Seite siehst du ausgefüllte Musterseiten, damit du dich vorerst damit vertraut machen kannst.

Kehre immer nach 7 Tagen zu deiner Wochenreflektion zurück und schaue was sich verändert hat.

„Der Weg zur Gesundheit führt durch die Küche, nicht durch die Apotheke.“

-Sebastian Kneipp-

Meine Wochenplanung:

Meine Mahlzeiten:

Mo:	Fasten/Salat, Chili sin Carne/Ofengemüse
Di:	Obstsalat/Linseneintopf/Lachs mit Spinat
Mi:	Fasten/Kohlrabilasagne/Tofu-Gemüse
Do:	Müsli/Ceasar Salat/Erbsensuppe
Fr:	Fasten/Thaicurry/Humus mit Gemüse
Sa:	Müsli/Steak mit Gemüse/Linsensuppe
So:	Cheat day

Meine Ziele:	To Do:
- Bis Sonntag 1 Kg abnehmen	- Auf dem Wochenmarkt einkaufen
- 3 x Sport machen	- Basisches Badesalz besorgen
- Yoga machen	... usw.
... usw.	

Meine Wochenreflektion:

Welche Ziele habe ich diese Woche erreicht?

- 1 Kg abgenommen
- Regelmäßig Sport gemacht
- Eine Entspannungsmethode gelernt

Was möchte ich nächste Woche besser machen?

- Mich noch besser an meinen Plan halten
- Mehr entspannen

... usw.

Wofür bin ich besonnders dankbar?

- Für die vielen Komplimente für meine tolle Figur
- Für meine Gesundheit

Wie fühle ich mich jetzt?

- Großartig
- Stolz
- Leichter

Meine Belohnung?

- Ein Wellnesstag
- Neues Outfit

So gut habe ich mich diese Woche an meinen Plan gehalten:

Skala: ①-②-③-④-⑤-⑥-⑦-⑧-⑨-⑩

Tag: Mo Datum: 13.01.21

Mahlzeiten:	Mahlzeit / Essmotiv / Symptome	Kcal:
Frühstück: 8:00	Fasten/ - / Kopfschmerzen	
Mittagessen: 13:00	Salat, Chili sin Carne	500
Abendessen: 18:00	Ofengemüse mit Feta	500
Snack: 16:00	Eine Hand voll Nüsse	250

Gewicht: 60 Kg Schlafdauer: 8 Std. Ges. Kcal: 1250

- ☑ Gesunde Ernährung
- ☑ Sonne & Sauerstoff
- ☑ 2 L Wasser
- ☑ Glückliche Momente
- ☑ Sport & Bewegung
- ☑ Entspannung

Mein Training:	Art:	Dauer:	Verbr. Kalorien
Krafttraining:	Bauch/ Beine/Po	1 Std.	300
Ausdauer:	Cardio	1 Std.	500
Entspannung:	Yoga	30 Min.	150

Sonstiges: Bolt Wert: 20

Wie fühlst du dich heute?

Skala: ①-②-③-④-⑤-⑥-⑦-⑧-⑨-⑩

Meine Tagesroutine:

Morgens:

Welche 3 Ziele setze ich mir für den heutigen Tag?

- Um 17 Uhr Joggen gehen
- Biokiste bestellen
- Basisch baden

Was möchte ich heute besser machen als gestern?

- Keine Zwischenmahlzeiten mehr
- Ab 18 Uhr nichts mehr essen

... usw.

Meine heutige Affirmation?

- Ich wiege 55 Kg und bin schlank und gesund

Abends:

Was waren meine glücklichen Momente?

- Die Komplimente für mein Aussehen
- Der Spaziergang im Wald

... usw.

Wofür bin ich dankbar?

- Für meine Familie
- Für meine Gesundheit

Tagesziele erreicht? ja nein

So gut habe ich mich heute an meinen Plan gehalten:

Skala: ①-②-③-④-⑤-⑥-⑦-⑧-⑨-⑩

Meine Wochenplanung:

Meine Mahlzeiten:

Mo: ____________________

Di: ____________________

Mi: ____________________

Do: ____________________

Fr: ____________________

Sa: ____________________

So: ____________________

Meine Ziele:

To Do:

Meine Wochenreflektion:

Welche Ziele habe ich diese Woche erreicht?

Was möchte ich nächste Woche besser machen?

Wofür bin ich besonnders dankbar?

Wie fühle ich mich jetzt?

Meine Belohnung?

So gut habe ich mich diese Woche an meinen Plan gehalten:

Skala: ①-②-③-④-⑤-⑥-⑦-⑧-⑨-⑩

Tag:______ Datum:______

Mahlzeiten:	Mahlzeit / Essmotiv / Symptome	Kcal:
Frühstück: ______		
Mittagessen: ______		
Abendessen: ______		
Snack: ______		

Gewicht:______ Schlafdauer: ______ Ges. Kcal:______

- ☐ Gesunde Ernährung
- ☐ 2 L Wasser
- ☐ Sport & Bewegung
- ☐ Sonne & Sauerstoff
- ☐ Glückliche Momente
- ☐ Entspannung

Mein Training:	Art:	Dauer:	Verbr. Kalorien
Krafttraining:			
Ausdauer:			
Entspannung:			

Sonstiges:______________________________

Wie fühlst du dich heute?

Skala: ① - ② - ③ - ④ - ⑤ - ⑥ - ⑦ - ⑧ - ⑨ - ⑩

Meine Tagesroutine:

Morgens:

Welche 3 Ziele setze ich mir für den heutigen Tag?

Was möchte ich heute besser machen als gestern?

Meine heutige Affirmation?

Abends:

Was waren meine glücklichen Momente?

Wofür bin ich dankbar?

Tagesziele erreicht?
ja nein

So gut habe ich mich heute an meinen Plan gehalten:

Skala: ①-②-③-④-⑤-⑥-⑦-⑧-⑨-⑩

Tag:______ Datum:______

Mahlzeiten:	Mahlzeit / Essmotiv / Symptome	Kcal:
Frühstück: ______		
Mittagessen: ______		
Abendessen: ______		
Snack: ______		

Gewicht:______ Schlafdauer: ______ Ges. Kcal:______

- ☐ Gesunde Ernährung
- ☐ 2 L Wasser
- ☐ Sport & Bewegung
- ☐ Sonne & Sauerstoff
- ☐ Glückliche Momente
- ☐ Entspannung

Mein Training:	Art:	Dauer:	Verbr. Kalorien
Krafttraining:			
Ausdauer:			
Entspannung:			

Sonstiges:______________________________

Wie fühlst du dich heute?

Skala: ①-②-③-④-⑤-⑥-⑦-⑧-⑨-⑩

Meine Tagesroutine:

Morgens:

Welche 3 Ziele setze ich mir für den heutigen Tag?

Was möchte ich heute besser machen als gestern?

Meine heutige Affirmation?

Abends:

Was waren meine glücklichen Momente?

Wofür bin ich dankbar?

Tagesziele erreicht?
ja nein

So gut habe ich mich heute an meinen Plan gehalten:

Skala: ①-②-③-④-⑤-⑥-⑦-⑧-⑨-⑩

Tag:_____ Datum:_____

Mahlzeiten:	Mahlzeit / Essmotiv / Symptome	Kcal:
Frühstück: ______		
Mittagessen: ______		
Abendessen: ______		
Snack: ______		

Gewicht:______ Schlafdauer: ______ Ges. Kcal:______

- ☐ Gesunde Ernährung
- ☐ 2 L Wasser
- ☐ Sport & Bewegung
- ☐ Sonne & Sauerstoff
- ☐ Glückliche Momente
- ☐ Entspannung

Mein Training:	Art:	Dauer:	Verbr. Kalorien
Krafttraining:			
Ausdauer:			
Entspannung:			

Sonstiges:______________________________

Wie fühlst du dich heute?

Skala: ① - ② - ③ - ④ - ⑤ - ⑥ - ⑦ - ⑧ - ⑨ - ⑩

Meine Tagesroutine:

Morgens:

Welche 3 Ziele setze ich mir für den heutigen Tag?

Was möchte ich heute besser machen als gestern?

Meine heutige Affirmation?

Abends:

Was waren meine glücklichen Momente?

Wofür bin ich dankbar?

Tagesziele erreicht?
ja nein

So gut habe ich mich heute an meinen Plan gehalten:

Skala: ①-②-③-④-⑤-⑥-⑦-⑧-⑨-⑩

Tag:______ Datum:______

Mahlzeiten:	Mahlzeit / Essmotiv / Symptome	Kcal:
Frühstück: ______		
Mittagessen: ______		
Abendessen: ______		
Snack: ______		

Gewicht:______ Schlafdauer: ______ Ges. Kcal:______

- ☐ Gesunde Ernährung
- ☐ Sonne & Sauerstoff
- ☐ 2 L Wasser
- ☐ Glückliche Momente
- ☐ Sport & Bewegung
- ☐ Entspannung

Mein Training:	Art:	Dauer:	Verbr. Kalorien
Krafttraining:			
Ausdauer:			
Entspannung:			

Sonstiges:______________________________

Wie fühlst du dich heute?

Skala: ① - ② - ③ - ④ - ⑤ - ⑥ - ⑦ - ⑧ - ⑨ - ⑩

Meine Tagesroutine:

Morgens:

Welche 3 Ziele setze ich mir für den heutigen Tag?

Was möchte ich heute besser machen als gestern?

Meine heutige Affirmation?

Abends:

Was waren meine glücklichen Momente?

Wofür bin ich dankbar?

Tagesziele erreicht?

ja nein

So gut habe ich mich heute an meinen Plan gehalten:

Skala: ① - ② - ③ - ④ - ⑤ - ⑥ - ⑦ - ⑧ - ⑨ - ⑩

Tag:______ Datum:______

Mahlzeiten:	Mahlzeit / Essmotiv / Symptome	Kcal:
Frühstück: ______		
Mittagessen: ______		
Abendessen: ______		
Snack: ______		

Gewicht:______ Schlafdauer: ______ Ges. Kcal:______

- ☐ Gesunde Ernährung
- ☐ 2 L Wasser
- ☐ Sport & Bewegung
- ☐ Sonne & Sauerstoff
- ☐ Glückliche Momente
- ☐ Entspannung

Mein Training:	Art:	Dauer:	Verbr. Kalorien
Krafttraining:			
Ausdauer:			
Entspannung:			

Sonstiges:______________________________

Wie fühlst du dich heute?

Skala: ① - ② - ③ - ④ - ⑤ - ⑥ - ⑦ - ⑧ - ⑨ - ⑩

Meine Tagesroutine:

Morgens:

Welche 3 Ziele setze ich mir für den heutigen Tag?

Was möchte ich heute besser machen als gestern?

Meine heutige Affirmation?

Abends:

Was waren meine glücklichen Momente?

Wofür bin ich dankbar?

Tagesziele erreicht?
ja nein

So gut habe ich mich heute an meinen Plan gehalten:

Skala: ①-②-③-④-⑤-⑥-⑦-⑧-⑨-⑩

Tag:_____ Datum:_____

Mahlzeiten:	Mahlzeit / Essmotiv / Symptome	Kcal:
Frühstück: ______		
Mittagessen: ______		
Abendessen: ______		
Snack: ______		

Gewicht:______ Schlafdauer: ______ Ges. Kcal:______

- ☐ Gesunde Ernährung
- ☐ Sonne & Sauerstoff
- ☐ 2 L Wasser
- ☐ Glückliche Momente
- ☐ Sport & Bewegung
- ☐ Entspannung

Mein Training:	Art:	Dauer:	Verbr. Kalorien
Krafttraining:			
Ausdauer:			
Entspannung:			

Sonstiges:______________________________

Wie fühlst du dich heute?

Skala: ①-②-③-④-⑤-⑥-⑦-⑧-⑨-⑩

Meine Tagesroutine:

Morgens:

Welche 3 Ziele setze ich mir für den heutigen Tag?

____

____

____

Was möchte ich heute besser machen als gestern?

____

____

____

Meine heutige Affirmation?

____

____

____

Abends:

Was waren meine glücklichen Momente?

____

____

____

Wofür bin ich dankbar?

____

____

____

Tagesziele erreicht? ja ○ nein ○

So gut habe ich mich heute an meinen Plan gehalten:

Skala: ①-②-③-④-⑤-⑥-⑦-⑧-⑨-⑩

Tag:_____ Datum:_____

Mahlzeiten:	Mahlzeit / Essmotiv / Symptome	Kcal:
Frühstück: ______		
Mittagessen: ______		
Abendessen: ______		
Snack: ______		

Gewicht:______ Schlafdauer: ______ Ges. Kcal:______

- ☐ Gesunde Ernährung
- ☐ Sonne & Sauerstoff
- ☐ 2 L Wasser
- ☐ Glückliche Momente
- ☐ Sport & Bewegung
- ☐ Entspannung

Mein Training:	Art:	Dauer:	Verbr. Kalorien
Krafttraining:			
Ausdauer:			
Entspannung:			

Sonstiges:______________________________

Wie fühlst du dich heute?

Skala: ①-②-③-④-⑤-⑥-⑦-⑧-⑨-⑩

Meine Tagesroutine:

Morgens:

Welche 3 Ziele setze ich mir für den heutigen Tag?

Was möchte ich heute besser machen als gestern?

Meine heutige Affirmation?

Abends:

Was waren meine glücklichen Momente?

Wofür bin ich dankbar?

Tagesziele erreicht?

ja nein

So gut habe ich mich heute an meinen Plan gehalten:

Skala: ①-②-③-④-⑤-⑥-⑦-⑧-⑨-⑩

Meine Wochenplanung:

Meine Mahlzeiten:

Mo: ______________________________

Di: ______________________________

Mi: ______________________________

Do: ______________________________

Fr: ______________________________

Sa: ______________________________

So: ______________________________

Meine Ziele:

____

____

____

____

____

____

____

____

To Do:

____

____

____

____

____

____

____

____

Meine Wochenreflektion:

Welche Ziele habe ich diese Woche erreicht?

Was möchte ich nächste Woche besser machen?

Wofür bin ich besonnders dankbar?

Wie fühle ich mich jetzt?

Meine Belohnung?

So gut habe ich mich diese Woche an meinen Plan gehalten:

Skala: ①-②-③-④-⑤-⑥-⑦-⑧-⑨-⑩

Tag:______ Datum:______

Mahlzeiten:	Mahlzeit / Essmotiv / Symptome	Kcal:
Frühstück: ______		
Mittagessen: ______		
Abendessen: ______		
Snack: ______		

Gewicht:______ Schlafdauer: ______ Ges. Kcal:______

- ☐ Gesunde Ernährung
- ☐ 2 L Wasser
- ☐ Sport & Bewegung
- ☐ Sonne & Sauerstoff
- ☐ Glückliche Momente
- ☐ Entspannung

Mein Training:	Art:	Dauer:	Verbr. Kalorien
Krafttraining:			
Ausdauer:			
Entspannung:			

Sonstiges:____

Wie fühlst du dich heute?

Skala: ① - ② - ③ - ④ - ⑤ - ⑥ - ⑦ - ⑧ - ⑨ - ⑩

Meine Tagesroutine:

Morgens:

Welche 3 Ziele setze ich mir für den heutigen Tag?

___

___

___

Was möchte ich heute besser machen als gestern?

___

___

___

Meine heutige Affirmation?

___

___

___

Abends:

Was waren meine glücklichen Momente?

___

___

___

Wofür bin ich dankbar?

___

___

___

Tagesziele erreicht?
ja nein

So gut habe ich mich heute an meinen Plan gehalten:

Skala: ①-②-③-④-⑤-⑥-⑦-⑧-⑨-⑩

Tag:_____ Datum:_____

Mahlzeiten:	Mahlzeit / Essmotiv / Symptome	Kcal:
Frühstück: ______		
Mittagessen: ______		
Abendessen: ______		
Snack: ______		

Gewicht:______ Schlafdauer: ______ Ges. Kcal:______

- ☐ Gesunde Ernährung
- ☐ 2 L Wasser
- ☐ Sport & Bewegung
- ☐ Sonne & Sauerstoff
- ☐ Glückliche Momente
- ☐ Entspannung

Mein Training:	Art:	Dauer:	Verbr. Kalorien
Krafttraining:			
Ausdauer:			
Entspannung:			

Sonstiges:______________________________

Wie fühlst du dich heute?

Skala: ① - ② - ③ - ④ - ⑤ - ⑥ - ⑦ - ⑧ - ⑨ - ⑩

Meine Tagesroutine:

Morgens:

Welche 3 Ziele setze ich mir für den heutigen Tag?

____

____

____

Was möchte ich heute besser machen als gestern?

____

____

____

Meine heutige Affirmation?

____

____

____

Abends:

Was waren meine glücklichen Momente?

____

____

____

Wofür bin ich dankbar?

____

____

____

Tagesziele erreicht?
ja nein

So gut habe ich mich heute an meinen Plan gehalten:

Skala: ① - ② - ③ - ④ - ⑤ - ⑥ - ⑦ - ⑧ - ⑨ - ⑩

Tag:_____ Datum:_____

Mahlzeiten:	Mahlzeit / Essmotiv / Symptome	Kcal:
Frühstück: ______		
Mittagessen: ______		
Abendessen: ______		
Snack: ______		

Gewicht:______ Schlafdauer: ______ Ges. Kcal:______

☐ Gesunde Ernährung ☐ Sonne & Sauerstoff

☐ 2 L Wasser ☐ Glückliche Momente

☐ Sport & Bewegung ☐ Entspannung

Mein Training:	Art:	Dauer:	Verbr. Kalorien
Krafttraining:			
Ausdauer:			
Entspannung:			

Sonstiges:______________________________

Wie fühlst du dich heute?

Skala: ①-②-③-④-⑤-⑥-⑦-⑧-⑨-⑩

Meine Tagesroutine:

Morgens:

Welche 3 Ziele setze ich mir für den heutigen Tag?

Was möchte ich heute besser machen als gestern?

Meine heutige Affirmation?

Abends:

Was waren meine glücklichen Momente?

Wofür bin ich dankbar?

Tagesziele erreicht?

Ja nein

So gut habe ich mich heute an meinen Plan gehalten:

Skala: ① - ② - ③ - ④ - ⑤ - ⑥ - ⑦ - ⑧ - ⑨ - ⑩

Tag:______ Datum:______

Mahlzeiten:	Mahlzeit / Essmotiv / Symptome	Kcal:
Frühstück: ______		
Mittagessen: ______		
Abendessen: ______		
Snack: ______		

Gewicht:______ Schlafdauer: ______ Ges. Kcal:______

- ☐ Gesunde Ernährung
- ☐ 2 L Wasser
- ☐ Sport & Bewegung
- ☐ Sonne & Sauerstoff
- ☐ Glückliche Momente
- ☐ Entspannung

Mein Training:	Art:	Dauer:	Verbr. Kalorien
Krafttraining:			
Ausdauer:			
Entspannung:			

Sonstiges:______________________________

Wie fühlst du dich heute?

Skala: ①-②-③-④-⑤-⑥-⑦-⑧-⑨-⑩

Meine Tagesroutine:

Morgens:

Welche 3 Ziele setze ich mir für den heutigen Tag?

Was möchte ich heute besser machen als gestern?

Meine heutige Affirmation?

Abends:

Was waren meine glücklichen Momente?

Wofür bin ich dankbar?

Tagesziele erreicht?

ja nein

So gut habe ich mich heute an meinen Plan gehalten:

Skala: ① - ② - ③ - ④ - ⑤ - ⑥ - ⑦ - ⑧ - ⑨ - ⑩

Tag:_____ Datum:_____

Mahlzeiten:	Mahlzeit / Essmotiv / Symptome	Kcal:
Frühstück: ______		
Mittagessen: ______		
Abendessen: ______		
Snack: ______		

Gewicht:______ Schlafdauer: ______ Ges. Kcal:______

- ☐ Gesunde Ernährung
- ☐ 2 L Wasser
- ☐ Sport & Bewegung
- ☐ Sonne & Sauerstoff
- ☐ Glückliche Momente
- ☐ Entspannung

Mein Training:	Art:	Dauer:	Verbr. Kalorien
Krafttraining:			
Ausdauer:			
Entspannung:			

Sonstiges:______________________________

Wie fühlst du dich heute?

Skala: ① - ② - ③ - ④ - ⑤ - ⑥ - ⑦ - ⑧ - ⑨ - ⑩

Meine Tagesroutine:

Morgens:

Welche 3 Ziele setze ich mir für den heutigen Tag?

Was möchte ich heute besser machen als gestern?

Meine heutige Affirmation?

Abends:

Was waren meine glücklichen Momente?

Wofür bin ich dankbar?

Tagesziele erreicht?

ja nein

So gut habe ich mich heute an meinen Plan gehalten:

Skala: ①-②-③-④-⑤-⑥-⑦-⑧-⑨-⑩

Tag:______ Datum:______

Mahlzeiten:	Mahlzeit / Essmotiv / Symptome	Kcal:
Frühstück: ______		
Mittagessen: ______		
Abendessen: ______		
Snack: ______		

Gewicht:______ Schlafdauer: ______ Ges. Kcal:______

- ☐ Gesunde Ernährung
- ☐ 2 L Wasser
- ☐ Sport & Bewegung
- ☐ Sonne & Sauerstoff
- ☐ Glückliche Momente
- ☐ Entspannung

Mein Training:	Art:	Dauer:	Verbr. Kalorien
Krafttraining:			
Ausdauer:			
Entspannung:			

Sonstiges:________________________________

Wie fühlst du dich heute?

Skala: ① - ② - ③ - ④ - ⑤ - ⑥ - ⑦ - ⑧ - ⑨ - ⑩

Meine Tagesroutine:

Morgens:

Welche 3 Ziele setze ich mir für den heutigen Tag?

____

____

____

Was möchte ich heute besser machen als gestern?

____

____

____

Meine heutige Affirmation?

____

____

____

Abends:

Was waren meine glücklichen Momente?

____

____

____

Wofür bin ich dankbar?

____

____

____

Tagesziele erreicht? ○ ja ○ nein

So gut habe ich mich heute an meinen Plan gehalten:

Skala: ① - ② - ③ - ④ - ⑤ - ⑥ - ⑦ - ⑧ - ⑨ - ⑩

Tag:_____ Datum:_____

Mahlzeiten:	Mahlzeit / Essmotiv / Symptome	Kcal:
Frühstück: ______		
Mittagessen: ______		
Abendessen: ______		
Snack: ______		

Gewicht:______ Schlafdauer: ______ Ges. Kcal:______

- ☐ Gesunde Ernährung
- ☐ 2 L Wasser
- ☐ Sport & Bewegung
- ☐ Sonne & Sauerstoff
- ☐ Glückliche Momente
- ☐ Entspannung

Mein Training:	Art:	Dauer:	Verbr. Kalorien
Krafttraining:			
Ausdauer:			
Entspannung:			

Sonstiges:______________________________________

Wie fühlst du dich heute?

Skala: ① - ② - ③ - ④ - ⑤ - ⑥ - ⑦ - ⑧ - ⑨ - ⑩

Meine Tagesroutine:

Morgens:

Welche 3 Ziele setze ich mir für den heutigen Tag?

____

____

____

Was möchte ich heute besser machen als gestern?

____

____

____

Meine heutige Affirmation?

____

____

____

Abends:

Was waren meine glücklichen Momente?

____

____

____

Wofür bin ich dankbar?

____

____

____

Tagesziele erreicht?
ja nein

So gut habe ich mich heute an meinen Plan gehalten:

Skala: ①-②-③-④-⑤-⑥-⑦-⑧-⑨-⑩

Meine Wochenplanung:

Meine Mahlzeiten:

Mo: ______________________________

Di: ______________________________

Mi: ______________________________

Do: ______________________________

Fr: ______________________________

Sa: ______________________________

So: ______________________________

Meine Ziele:

To Do:

Meine Wochenreflektion:

Welche Ziele habe ich diese Woche erreicht?

Was möchte ich nächste Woche besser machen?

Wofür bin ich besonnders dankbar?

Wie fühle ich mich jetzt?

Meine Belohnung?

So gut habe ich mich diese Woche an meinen Plan gehalten:

Skala: ①-②-③-④-⑤-⑥-⑦-⑧-⑨-⑩

Tag:_____ Datum:_____

Mahlzeiten:	Mahlzeit / Essmotiv / Symptome	Kcal:
Frühstück: ______		
Mittagessen: ______		
Abendessen: ______		
Snack: ______		

Gewicht:______ Schlafdauer: ______ Ges. Kcal:______

- ☐ Gesunde Ernährung
- ☐ 2 L Wasser
- ☐ Sport & Bewegung
- ☐ Sonne & Sauerstoff
- ☐ Glückliche Momente
- ☐ Entspannung

Mein Training:	Art:	Dauer:	Verbr. Kalorien
Krafttraining:			
Ausdauer:			
Entspannung:			

Sonstiges:______________________________

Wie fühlst du dich heute?

Skala: ① - ② - ③ - ④ - ⑤ - ⑥ - ⑦ - ⑧ - ⑨ - ⑩

Meine Tagesroutine:

Morgens:

Welche 3 Ziele setze ich mir für den heutigen Tag?

Was möchte ich heute besser machen als gestern?

Meine heutige Affirmation?

Abends:

Was waren meine glücklichen Momente?

Wofür bin ich dankbar?

Tagesziele erreicht?
ja nein

So gut habe ich mich heute an meinen Plan gehalten:

Skala: ① - ② - ③ - ④ - ⑤ - ⑥ - ⑦ - ⑧ - ⑨ - ⑩

Tag:_____ Datum:_____

Mahlzeiten:	Mahlzeit / Essmotiv / Symptome	Kcal:
Frühstück: ______		
Mittagessen: ______		
Abendessen: ______		
Snack: ______		

Gewicht:______ Schlafdauer: ______ Ges. Kcal:______

- ☐ Gesunde Ernährung
- ☐ 2 L Wasser
- ☐ Sport & Bewegung
- ☐ Sonne & Sauerstoff
- ☐ Glückliche Momente
- ☐ Entspannung

Mein Training:	Art:	Dauer:	Verbr. Kalorien
Krafttraining:			
Ausdauer:			
Entspannung:			

Sonstiges:______________________________

Wie fühlst du dich heute?

Skala: ① - ② - ③ - ④ - ⑤ - ⑥ - ⑦ - ⑧ - ⑨ - ⑩

Meine Tagesroutine:

Morgens:

Welche 3 Ziele setze ich mir für den heutigen Tag?

Was möchte ich heute besser machen als gestern?

Meine heutige Affirmation?

Abends:

Was waren meine glücklichen Momente?

Wofür bin ich dankbar?

Tagesziele erreicht?

ja nein

So gut habe ich mich heute an meinen Plan gehalten:

Skala: ① - ② - ③ - ④ - ⑤ - ⑥ - ⑦ - ⑧ - ⑨ - ⑩

Tag:_____ Datum:_____

Mahlzeiten:	Mahlzeit / Essmotiv / Symptome	Kcal:
Frühstück: ______		
Mittagessen: ______		
Abendessen: ______		
Snack: ______		

Gewicht:______ Schlafdauer: ______ Ges. Kcal:______

- ☐ Gesunde Ernährung
- ☐ 2 L Wasser
- ☐ Sport & Bewegung
- ☐ Sonne & Sauerstoff
- ☐ Glückliche Momente
- ☐ Entspannung

Mein Training:	Art:	Dauer:	Verbr. Kalorien
Krafttraining:			
Ausdauer:			
Entspannung:			

Sonstiges:______________________________

Wie fühlst du dich heute?

Skala: ①-②-③-④-⑤-⑥-⑦-⑧-⑨-⑩

Meine Tagesroutine:

Morgens:

Welche 3 Ziele setze ich mir für den heutigen Tag?

Was möchte ich heute besser machen als gestern?

Meine heutige Affirmation?

Abends:

Was waren meine glücklichen Momente?

Wofür bin ich dankbar?

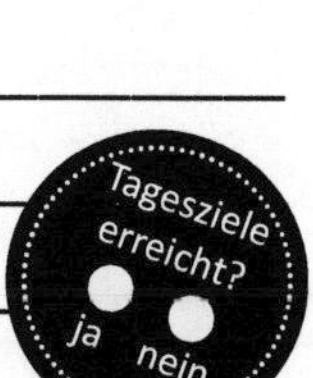

So gut habe ich mich heute an meinen Plan gehalten:

Skala: ① - ② - ③ - ④ - ⑤ - ⑥ - ⑦ - ⑧ - ⑨ - ⑩

Tag:______ Datum:______

Mahlzeiten:	Mahlzeit / Essmotiv / Symptome	Kcal:
Frühstück: ______		
Mittagessen: ______		
Abendessen: ______		
Snack: ______		

Gewicht:______ Schlafdauer: ______ Ges. Kcal:______

- ☐ Gesunde Ernährung
- ☐ 2 L Wasser
- ☐ Sport & Bewegung
- ☐ Sonne & Sauerstoff
- ☐ Glückliche Momente
- ☐ Entspannung

Mein Training:	Art:	Dauer:	Verbr. Kalorien
Krafttraining:			
Ausdauer:			
Entspannung:			

Sonstiges:______________________________

Wie fühlst du dich heute?

Skala: ① - ② - ③ - ④ - ⑤ - ⑥ - ⑦ - ⑧ - ⑨ - ⑩

Meine Tagesroutine:

Morgens:

Welche 3 Ziele setze ich mir für den heutigen Tag?

Was möchte ich heute besser machen als gestern?

Meine heutige Affirmation?

Abends:

Was waren meine glücklichen Momente?

Wofür bin ich dankbar?

Tagesziele erreicht?
ja nein

So gut habe ich mich heute an meinen Plan gehalten:

Skala: ①-②-③-④-⑤-⑥-⑦-⑧-⑨-⑩

Tag:______ Datum:______

Mahlzeiten:	Mahlzeit / Essmotiv / Symptome	Kcal:
Frühstück: ______		
Mittagessen: ______		
Abendessen: ______		
Snack: ______		

Gewicht:______ Schlafdauer: ______ Ges. Kcal:______

☐ Gesunde Ernährung
☐ Sonne & Sauerstoff
☐ 2 L Wasser
☐ Glückliche Momente
☐ Sport & Bewegung
☐ Entspannung

Mein Training:	Art:	Dauer:	Verbr. Kalorien
Krafttraining:			
Ausdauer:			
Entspannung:			

Sonstiges:______________________________

Wie fühlst du dich heute?

Skala: ① - ② - ③ - ④ - ⑤ - ⑥ - ⑦ - ⑧ - ⑨ - ⑩

Meine Tagesroutine:

Morgens:

Welche 3 Ziele setze ich mir für den heutigen Tag?

Was möchte ich heute besser machen als gestern?

Meine heutige Affirmation?

Abends:

Was waren meine glücklichen Momente?

Wofür bin ich dankbar?

Tagesziele erreicht?
ja nein

So gut habe ich mich heute an meinen Plan gehalten:

Skala: ①-②-③-④-⑤-⑥-⑦-⑧-⑨-⑩

Tag:_____ Datum:_____

Mahlzeiten:	Mahlzeit / Essmotiv / Symptome	Kcal:
Frühstück: ______		
Mittagessen: ______		
Abendessen: ______		
Snack: ______		

Gewicht:______ Schlafdauer: ______ Ges. Kcal:______

- ☐ Gesunde Ernährung
- ☐ 2 L Wasser
- ☐ Sport & Bewegung
- ☐ Sonne & Sauerstoff
- ☐ Glückliche Momente
- ☐ Entspannung

Mein Training:	Art:	Dauer:	Verbr. Kalorien
Krafttraining:			
Ausdauer:			
Entspannung:			

Sonstiges:______________________________

Wie fühlst du dich heute?

Skala: ①-②-③-④-⑤-⑥-⑦-⑧-⑨-⑩

Meine Tagesroutine:

Morgens:

Welche 3 Ziele setze ich mir für den heutigen Tag?

Was möchte ich heute besser machen als gestern?

Meine heutige Affirmation?

Abends:

Was waren meine glücklichen Momente?

Wofür bin ich dankbar?

Tagesziele erreicht?

ja nein

So gut habe ich mich heute an meinen Plan gehalten:

Skala: ① - ② - ③ - ④ - ⑤ - ⑥ - ⑦ - ⑧ - ⑨ - ⑩

Tag:_____ Datum:_____

Mahlzeiten:	Mahlzeit / Essmotiv / Symptome	Kcal:
Frühstück: ______		
Mittagessen: ______		
Abendessen: ______		
Snack: ______		

Gewicht:______ Schlafdauer: ______ Ges. Kcal:______

- ☐ Gesunde Ernährung
- ☐ 2 L Wasser
- ☐ Sport & Bewegung
- ☐ Sonne & Sauerstoff
- ☐ Glückliche Momente
- ☐ Entspannung

Mein Training:	Art:	Dauer:	Verbr. Kalorien
Krafttraining:			
Ausdauer:			
Entspannung:			

Sonstiges:______________________________

Wie fühlst du dich heute?

Skala: ①-②-③-④-⑤-⑥-⑦-⑧-⑨-⑩

Meine Tagesroutine:

Morgens:

Welche 3 Ziele setze ich mir für den heutigen Tag?

Was möchte ich heute besser machen als gestern?

Meine heutige Affirmation?

Abends:

Was waren meine glücklichen Momente?

Wofür bin ich dankbar?

Tagesziele erreicht?
ja nein

So gut habe ich mich heute an meinen Plan gehalten:

Skala: ① - ② - ③ - ④ - ⑤ - ⑥ - ⑦ - ⑧ - ⑨ - ⑩

Abschlussfragen zu deinem Lebensstil:

	Vorher:	Nachher:
Kopfschmerzen?		
Gliederschmerzen?		
Schlaflosigkeit?		
Energie?		
Sodbrennen?		
Blähungen?		
Verstopfung?		
Völlegefühl?		
Magendruck?		
Lebensfreude?		
Regelmäßige Auszeiten?		
3x wöchentlich Sport?		
Wie oft isst du Fleisch?		
Isst du Weizen?		
Konsumierst du Milchprodukte?		
Wie oft isst du Zucker?		
Chemikalien und Schadstoffe im Alltag?		

Schlusswort

Du hast nach der Durchführung deiner 21 Tage Lifestyle Challenge sicherlich bemerkt, wie wichtig es ist, für einen gesunden, nachhaltigen Lebensstil alle Bereiche des Lebens zu betrachten. Es ist ein ganzheitliches Konzept. Mit einseitigen Diäten und Maßnahmen kommst du nicht weit. Wichtig ist, sich selbst nicht unter Druck zu setzen. Auch wenn du hin und wieder in deine alten Gewohnheiten zurückfallen wirst, hast du jetzt deinen persönlichen Wegweiser der dich immer wieder zurück bringt in dein gesundes Leben. Du verfügst jetzt über all das Wissen, um gesund, fit und glücklich älter zu werden. Ich wünsche dir von Herzen ein gesundes, glückliches und langes Leben.

Eine kleine Bitte

Ich hoffe, dass ich mit diesem Buch positive Veränderungen in dein Leben bringen konnte. Als Autorin ist es mir ein Anliegen, Bücher zu schreiben, die Menschen weiterhelfen. Konstruktives Feedback ist deshalb sehr wichtig, und hilft mir dabei, dieses und zukünftige Bücher zu verbessern. Falls du noch Fragen hast, kannst du mir gerne eine E-Mail schreiben unter:

t.samorey@fitness-park-waldkirch.de

Falls dir dieses Buch wirklich geholfen hat würde ich mich freuen, wenn du eine Rezension bei Amazon zu diesem Buch schreibst. Es dauert wirklich nicht lange und du hilfst anderen Menschen und mir ungemein.

So geht´s:

Gehe auf die Produktseite dieses Buches, scrolle nach unten und klicke auf den Button „Kundenrezension“ verfassen. Beschreibe in einigen Sätzen was dir an diesem Buch gefallen hat, und was man eventuell noch verbessern könnte. Anschließend klicke auf „Absenden“.

Ich danke dir herzlich für deine Unterstützung!

Christina

Mein Geschenk an dich

Da ich dich weiterhin unterstützen möchte, habe ich noch einen kostenlosen Ratgeber für dich entwickelt. In diesem Ratgeber erhältst du weitere Tipps für einen gesunden Lebensstil und die Optimierung deines Immunssystems, sowie viele gesunde Rezeptideen für die ganze Familie.

Du findest diesen Ratgeber zum download auf meiner Website unter folgendem Link:

https://christinasamorey.de/gratis-ratgeber/

Wer alle Ziele erreicht hat, hat sie wahrscheinlich zu niedrig gewählt!

-Herbert von Karajan-

Über die Autorin

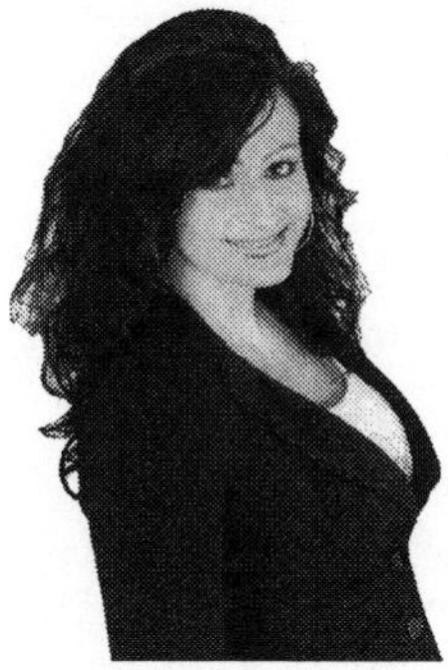

Christina Samorey ist Ernährungs- und Gesundheitsberaterin.

Als Coach unterstützt sie Menschen dabei:

- ✓ Gesund und dauerhaft abzunehmen
- ✓ Den Lebensstil und Stoffwechsel zu optimieren
- ✓ Länger, gesünder und glücklicher zu leben.

Ihre Mission ist es möglichst vielen Menschen zu einer gesunden, nachhaltigen Lebensweise zu verhelfen.

Auf ihrer Webseite
www.christinasamorey.de
schreibt sie darüber, wie das gelingt.

Quellenangaben:

1.Rawexotic: Fasten und Körper entgiften mit 3 natürlichen Körperphasen (17 April 2016), www.rawexotic.com/fasten-und-koerper-entgiften-mit3-natürlichen-koerperphasen/ (Stand 7.4.2021)

2.Ute und Roland Jentschura, Ernährung in der Säure-Basen-Balance, Verlag Peter Jentschura

3.Ute und Roland Jentschura, Ratgeber Ernährung, einfach-natürlich-basenüberschüssig, Verlag Peter Jentschura

4.Letstapdance-letsfightdance: Das geniale Rohkost-Intervall-Fasten & die Zeitreise ind die Zukunft. (5 Dezember 2018) www.letstapdance-letsfightdance.blogspot.com

5.Zentrum der Gesundheit: Gesunde Verdauung durch richtige Reihenfolge beim Essen. (1. April 2021) https://www.zentrum-der-gesundheit.de/krankheiten/magen-darm-erkrankungen/verdauungsbeschwerden/gesunde-verdauung-ia

6.Focus: Krankheitserregende Chemikalien, (26.1.2018) https://www.focus.de/gesundheit/gesundleben/alltagsgifte-vorsicht-vor-diesen-stoffen_id_8292596.html

7.Connectiv Events: Weltführende Medizinjournale: Fluorid als Neurotoxin klassifiziert (16.Mai 2018) https://connectiv.events/weltfuehrende-medizinjournale-fluorid-jetzt-offiziell-als-neurotoxin-klassifiziert/

8.Bewusst-vegan-froh: Fluorid nun offiziell als Neurotoxin im weltführenden Medizinjournal klassifiziert (25.Mai 2018) https://bewusst-vegan-froh.de/fluorid-nun-offiziell-als-neurotoxin-im-weltfuehrenden-medizinjournal-klassifiziert/

9.Heilfastenkur: Grenzpuls berechnen...für das ideale aerobe Ausdauertraining. (https://heilfastenkur.de/134-Grenzpuls-berechnen-fuer-das-ideale-aerobe-Ausdauertraining.htm

10.Greenpeace: Pestizide machen krank, ((8/2003) https://www.greenpeace.de/themen/landwirtschaft/pestizide-machen-krank

11.Zentrum der Gesundheit, Intervallfasten im Sport (16.3.2021) https://www.zentrum-der gesundheit.de/bibliothek/wohlbefinden/sport/intervall-fasten-im-sport-811005

12.Rawexotic, (14.7.2014) Wie du mit wenig Auswahl Wunder bewirkten kannst- 8 Regeln für die richtige Lebensmittelkombination https://www.rawexotic.com/8-regel-fuer-richtige-lebensmittelkombination/

13.Eucerin, Photoaging: Hautalterung durch Sonne (11/2013) https://www.eucerin.de/hautzustand/sonnenschutz/photoageing

14.Focus, Experte erklärt wie Sie mit Intervallfasten Bauchfett loswerden (28.4.2020) https://www.focus.de/gesundheit/gesundleben/fitness/laestiges-bauchfett-loswerden-experteninterview-die-wichtigsten-vorteile-von-intervallfasten_id_11693244.html

15.Max Gotzler: Biohacking – Optimiere dich selbst, 1. Auflage, 2018 Riva Verlag

16.Patrick Mc Keown: Erfolgsfaktor Sauerstoff, 2. Auflage, 2019 Riva Verlag

17.Kimberly Snyder: Der Beauty Detox Plan, 2013 Südwest Verlag

18.Dr. Med. Joachim Mutter: Lass dich nicht vergiften!, 1. Auflage, 2012 Gräfe und Unzer Verlag GmbH

19.Harvey und Marilyn Diamond: Fit für´s Leben (Fit for Life) Gesund und schlank ein Leben lang, 4. Auflage, 1989 Waldthausen Verlag

20.Marion Grillparzer: Simple Detox – Das 7 Tage Entgiftungsprogramm

21.Dr. Petra Bracht: Meine Gesundheitsformel – Gesund-schlank-glücklich, 1. Auflage 2019 Gräfe und Unzer Verlag GmbH

22.Dr. Petra Bracht: Intervallfasten für ein langes Leben- Schlank und gesund, 3. Auflage 2018 Gräfe und Unzer Verlag GmbH

23.T. Colin Campbell und Thomas M. Campbell: China Study, 4. Auflage, 2017 Thalia

24.Burkhard Sieper und Michael Eisenmann: Fit in die Kiste, 3. Auflage, 2008, Gabal Verlag

Printed in Poland
by Amazon Fulfillment
Poland Sp. z o.o., Wrocław

84014054R00128